氢气
医学
百问

孙学军 主编

上海交通大学出版社
SHANGHAI JIAO TONG UNIVERSITY PRESS

内容提要

本书是有关氢气医学的普及读物,主要针对氢气医学相关知识,如氢气的发现历史、氢气的物理化学性质、氢气医学作用的发现及其机理、氢气医学产业的发展状况、氢气医学的最新研究与未来发展及氢气在疾病干预中的应用等设置了 100 个典型问题,并从氢气生物学效应、氢气医学研究以及氢气与疾病的关系等角度做了解答。本书可供氢气医学领域相关研究与应用的人员以及对氢气医学感兴趣的读者阅读参考。

图书在版编目(CIP)数据

氢气医学百问/孙学军主编. —上海:上海交通大学出版社,2022.9
ISBN 978 - 7 - 313 - 27358 - 1

Ⅰ.①氢… Ⅱ.①孙… Ⅲ.①氢气-应用-医学-问题解答 Ⅳ.①R - 44

中国版本图书馆 CIP 数据核字(2022)第 156792 号

氢气医学百问
QINGQI YIXUE BAIWEN

主　　编:孙学军
出版发行:上海交通大学出版社　　　　地　　址:上海市番禺路 951 号
邮政编码:200030　　　　　　　　　　电　　话:021 - 64071208
印　　制:常熟市文化印刷有限公司　　经　　销:全国新华书店
开　　本:710mm×1000mm　1/16
字　　数:174 千字
版　　次:2022 年 9 月第 1 版　　　　　印　　张:12
书　　号:ISBN 978 - 7 - 313 - 27358 - 1
定　　价:59.00 元　　　　　　　　　　印　　次:2022 年 9 月第 1 次印刷

编 写 团 队

主　编　孙学军

副主编　康志敏　于观贞　方　伟　卢宏涛

编　者　邵丛丛　张　聪

前言 | PREFACE

　　氢气医学是于2007年起步发展的新兴研究领域。氢气对人体的安全性、选择性抗氧化、抗炎症等特征使其具有广泛的健康促进和疾病治疗潜力。氢健康医学价值已经受到学术和产业界极大的关注与认可。随着我国经济水平的提高，人们对身体健康的需求日益增加，经典有效的健康生活方式受到人们的青睐。但是，受许多主、客观因素影响，健康生活方式知易行难，实施推广并不成功，甚至已成为人类健康的一个悖论。氢气医学可提供多种简单易行的方式，可在不改变生活方式的情况下获得健康，这无疑是健康领域的一场技术革新。

　　随着学术和产业规模的不断扩大，许多青年学者和从业者渴望能有相关普及读物以使大众对氢气医学领域有较全面的了解。基于此，近年来国内多位学者编著出版的多部书籍有效地解决了该需求。例如，2020年孙学军教授主编的《氢气医学》和康志敏老师主编的《氢健康趣谈》，2013年第二军医大学孙学军教授主编的《氢分子生物学》，2017年第二军医大学蔡建明教授主编的《分子氢与健康》，2019年暨南大学附属复大肿瘤医院徐克成院长主编的《氢气控癌》，上海华山医院骆肖群教授主编的《神奇的氢聊：临床实录》，暨南大学附属复大肿瘤医院穆峰教授主编的《氢分子疗法——新兴医学技术的临床探索》以及 2021 年山东第一医科大学秦树存教授主编的《氢气医学人群试验录》等书籍，分别从不同角度介绍了氢生物医学相关知识，对于业内学习和了解氢气医学知识都产生了重要作用。孙学军教授等在"氢思语"公众号日常发表介绍氢气医学研究进展的文章也受到业内同行的认可。

此外，2017 年成立的上海汇康氢医学研究中心（以下简称汇康）是一家从事非营利性社会服务活动的社会组织。其服务的主要宗旨是推进氢气医学的研究发展水平，为人类应用氢分子延缓慢性病疾患的进程做贡献。为了开展氢气医学科普宣传，围绕多年来人们最希望了解的一些氢气医学相关问题，2018 年汇康组织撰写了一本名为《氢气医学百问》的科普读物，在业内发行，很快受到同行的普遍欢迎，也被选为汇康科普指定参考材料。在使用过程中，我们发现这一资料虽然很受欢迎，但是也存在不足，特别是对某些问题缺乏全面系统的解释，给一些希望深入理解这些问题但生物医学知识不足的读者带来一定困难。为了让该科普读物产生更大价值，让更多大众了解氢医学，汇康核心团队对《氢气医学百问》进行了修订，并增补了部分内容，形成了目前的版本。

参加本书编写工作的作者都是长期从事氢生物医学研究和科普宣传工作的相关人员，对该领域的现状和困难有切身体会，选择的内容是氢气医学行业内普遍关心的话题。《氢气医学百问》主要采用浅显易懂的非专业语言，对于初入行的研究人员、氢健康产业研发和推广人员、对氢气医学有兴趣的大众读者，将是一本理想的入门读物。

本书内容涉及的氢气医学是新兴研究领域，许多最基本的问题如氢气作用的分子基础、氢气治疗疾病的适应证与禁忌证、使用方法和剂量等并没有在业内形成统一的认识，这给编写带来了一定困难。由于作者水平有限，因此在内容选取和论点的陈述方面可能有不妥之处，敬请读者批评指正。

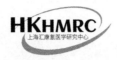

上海汇康氢医学研究中心简介

上海汇康氢医学研究中心是一个致力于氢医学研究和推广的非营利性社会服务活动的社会组织。主要宗旨是推进氢医学的研究发展水平,为人类应用氢气分子延缓慢性病疾患的进程做贡献。其工作目标有以下5个:

(1) 宣传交流,推广氢气医学,吸引更多的专家投入氢气医学研究;

(2) 推动企业产品研发,指导氢气医学产品的研发和应用;

(3) 提供医学咨询,促进氢分子医学临床转化;

(4) 组织开展大规模人体临床试验;

(5) 搭建氢气医学研究者与企业的沟通桥梁,促进交流、互相学习。

上海汇康氢医学研究中心与多所重点医院的多位医学专家密切合作,协助医院重点科室承接氢气医学相关国家课题、科委专项,推进氢气医学研究。

上海汇康氢医学研究中心与多个氢医学企业建立了长期的战略合作,从医学角度提供建议,帮助企业更好地改进和研发产品。同时,在必要条件下为各企业组织大规模人体临床试验以证实氢气的医学效应,为氢医学的发展提供助力。

目录 | CONTENTS

氢气医学基本常识篇

氢气医学研究现状及进展篇

氢气医学安全篇

氢气医学应用及机制篇

氢气健康产品应用技术篇

氢气是理想的健康医学手段篇

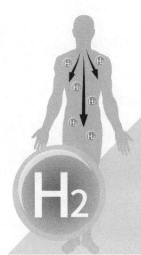

氢气医学

基本常识篇

1. 氢气是什么？ ⊕H₂

氢是一种化学元素，在元素周期表中排第一位。通常氢的单质形态是氢气。氢气是无色无臭无味、极易燃烧的由双原子分子组成的气体，是自然界最轻的气体。

氢气最早期的应用是充氢气球，在飞机发明前人类曾经借助热气球和氢气球作为飞行交通工具，是最早实现飞天梦想的方式。目前，氢气最重要的应用是作为燃料和工业原料，氢燃料电池技术作为有前景的新能源领域技术，受到各国的重视。在医学生物学领域，氢气才刚刚开始受重视，氢气的广泛有效性、生物安全性、经济实惠、获取方便等特点决定了其在生物医学领域具有巨大广阔的应用前景。

以上是关于氢气的基本知识概括，不研究氢气，仅了解这些已经足够。如果研究氢气，这些知识就远远不够了。例如氢气最重要的化学性质是具有还原作用，如果深入学习化学知识，会了解氢气还具有氧化作用。

氢气是两个氢原子组成的气体。从同位素角度看，氢元素或氢原子有三种类型，分别是氕、氘和氚，三种同位素中最多的是氕，其次是氘。氘大约占所有氢元素的 150 ppm（意思是百万个氢原子中有 150 个氘，ppm 的含义是百万分之一），其余的几乎全部是氕，因为氚的比例小到可以忽略不计。一般不特别说明时，氢元素就是指氕，氕原子核只由一个质子组成，是自然界所有元素中最特殊的一个。因为所有其他元素，包括氘和氚的原子核都含有中子。

氢原子存在的方式很多，氢气只是其中一种存在方式。自然界中大多数氢都是以化合物形式存在的，最常见也是最有名的就是含有 2 个氢原子 1

个氧原子的水分子。自然界存在的所有有机物均由碳、氢元素构成,所以所有有机物都含有氢原子。

氢原子由含 1 个质子的氢原子核和 1 个围绕原子核旋转的电子组成,按照量子力学大师玻尔的描述,氢原子的电子在原子核外的运动是局限在特定电子轨道内的。氢原子核质子自身也具有两种自旋方向,这导致组成氢气的两个氢原子核存在两种可能,两个质子的自旋方向相同的氢分子是正氢,自旋方向相反的是仲氢。按照规范的说法,正氢中两个核的自旋是平行的,仲氢中两个核的自旋则是反平行的。氢气通常是正氢和仲氢的平衡混合物。室温热平衡态下,氢气大约是 75% 正氢和 25% 仲氢的混合物。

氢还有一个常见的存在方式是氢离子态,是指氢原子丢失电子变成单质子的形式。氢离子最常见的来源是各种酸性物质离解,也可以通过水的化学分解得到。在水溶液中一个氢离子的周围会包绕多层水分子形成团簇,这是因为水分子具有极性,非常容易与有电物质结合。

氢原子也可以获得电子变成氢负离子,氢负离子顾名思义就是带负电的氢离子,在氢气固体存储领域氢负离子有重要意义。目前市场上已经有一些固体储氢技术产品,如某些氢负离子金属化合物氢钙和氢镁,可作为供氢剂用于生物医学中,初步研究发现其对不少疾病具有潜在治疗效果。

2. 氢气是谁发现的? H_2

早在 16 世纪,瑞士著名医生帕拉塞斯就发现了氢气。帕拉塞斯说:"把铁屑投到硫酸里,就会产生气泡,像旋风一样腾空而起"。他还发现这种气体可以燃烧。17 世纪比利时佛拉芒化学家、医生范·海尔蒙特也用类似方法再次发现了氢气。海尔蒙特是二氧化碳和一氧化碳的发现者,是证明植物能利用水生长的科学家,是生物化学的创始人。1671 年英国化学家玻意耳重复了帕拉塞斯和海尔蒙特的发现,也收集过氢气,但并未进行深入研究。由于上述学者只知道这种气体可燃烧,因而给其命名为"可燃空气"。

1766 年，英国物理学家、化学家卡文迪什提交了题为《论人工空气》的研究报告给英国皇家学会，这一论文主要介绍关于氢气的研究。报告中卡文迪什介绍了用铁和锌等与盐酸及稀硫酸反应的方法制取氢气，氢气可用水银槽法收集。他发现这种气体不能助燃，也不能代替氧气用于呼吸。但如果把它和空气混合在一起，一遇火星就会爆炸。经过多次实验，卡文迪什确定了这种新气体与普通空气混合后发生爆炸的浓度范围。他在论文中写道：如果这种可燃性气体的含量在 6.5%～9.5% 范围内时，点火时虽然会燃烧，但不会发出震耳的爆炸声。这与今天一般教科书上写的氢气在空气中燃烧的浓度范围是 4.7%～74% 并不冲突。空气中氢气浓度在 4.7%～9.5% 范围内时虽然可以燃烧，但不会发生明显爆炸。用一定量金属与足量各种酸作用，产生氢气量总是固定不变的，与酸种类和浓度无关。氢气与空气混合点燃会发生爆炸。所以卡文迪什称这种气体为"可燃空气"。并指出，这种气体比普通空气轻得多（普通空气密度是氢气的 11 倍），不溶于水或碱溶液。从使用安全性角度来说，燃烧虽然也必须避免，但更重要的是爆炸浓度。从医学角度来说，在 9.5% 以下，这样的浓度相对是安全的，而且能产生比较理想的疾病治疗效果，是非常值得进一步研究探索的。1781 年，氧气发现者英国化学家普利斯特里用卡文迪什命名的"可燃空气"进行实验时，发现这种气体和空气混合爆炸后会有液体产生。普利斯特里把这一新发现告诉了卡文迪什，卡文迪什用多种不同比例的氢气和空气的混合物进行实验，证实了普利斯特里的发现，并断定这种气体在空气中燃烧后生成的液体就是水。卡文迪什还发现，如果把氢气和氧气放在一个玻璃球里，再通上电，也能生成水。法国化学家拉瓦锡重复了卡文迪什氢气燃烧的实验，确定了水不是一种元素，而是这种气体和氧的化合物。在 1787 年，他正式提出"氢"是一种元素，因为氢燃烧后的产物是水，便用拉丁文将其命名为 hydrogen，意思是"水的生成者"。回顾这段历史，卡文迪什对这种气体的多种性质进行研究确认，后人把氢气的发现归功于卡文迪什合情合理。那么氢这个汉字是怎么来的呢？1855 年在中国传教的英国医生合信编写中文自然科学著作《博物新编》时，把"hydrogen"翻译为"轻气"，意为最轻气体。晚清时期徐寿与傅兰雅共同翻译《化学鉴原》，系统地介绍了十九世纪七八十年代化学知识的主要内容。在翻译中,徐寿根据自己发明的一套规则,命名了一套化学元素的中文名称,其中就包括将轻气改为氢这个字。日语、韩语和越南语中氢气仍然根据英文直译为水素。

3. 氢气的物理性质 H_2

氢气的大多应用基于其物理性质。氢气的物理性质是随着对氢气研究的深入逐渐被发现的。

氢通常的单质形态是氢气,氢气是无色、无味和无臭的双原子气体分子。氢气的密度非常小,是自然界相对分子质量最小的气体,比空气的密度小许多。在标准状况下(温度为 0℃,压强为 101.325 千帕),1 升氢气的质量是 0.089 克。与同体积的空气相比,氢气质量约是空气的 1/14,利用这一性质,人们曾经用氢气球作为运输工具。由于氢气的密度太低,地球上的氢气逐渐在大气中上升,并最后逐渐在宇宙中挥发。

氢气是非常难液化的气体。在 101.325 千帕,−252.8℃条件时,氢气能变成无色的液体,液态氢具有超导性质。在 −259.2℃ 时,液态氢能变为雪花状的固态氢。九十年前曾经有学者推测,固态氢可以表现出金属的特征,最近几年有些研究证明了这一推测。

在一定温度、压强下,气体在一定量溶剂中溶解的最大量称为气体的溶解度。氢在一般液体中的溶解度较小。气体的溶解度除了与气体本性、溶剂性质有关外,还与温度、压强有关。一般溶解度随着温度升高而减少,但由于气体溶解时体积变化很大,因此溶解度随压强增大而显著增大。另外,溶解度常用某一确定温度条件下单位体积溶剂中所溶解物质的最大体积数来表示。如 20℃ 时 1 个大气压(纯氢气环境)条件下,100 毫升水中能溶解 1.82 毫升氢气,则表示为 1.82% 等。如果按照摩尔浓度计算,20℃ 时 1 个大气压下水中溶解纯氢气的浓度为 0.92 毫摩尔每升。有研究表明,与许多气体不同的是,氢气的溶解度可能随着温度增加而增大。

关于气体溶解于液体的溶解度，在 1803 年英国化学家亨利根据对气体稀溶液的研究总结出一条经验定律，称为亨利定律。根据亨利定律，在一定的温度和压强下，一种气体在液体里的溶解度与该气体的平衡压强成正比。也就是说气体在液体中的溶解度随着该气体的分压增大而成比例增大。100% 的氢气在同样条件下在液体中的溶解度是 2% 的氢气的 50 倍。氢在水中的溶解度（0.017%）比氮（0.013%）稍大；氢在脂肪中的溶解度（0.036%）比氮的（0.067%）小，大约为氮的 1/2；在 25℃时，氢在乙醇中的溶解度为 0.089%，是水中的 4 倍。虽然氢在水和脂肪中的溶解度很小，但在镍、钯和钼等金属中的溶解度都很大，一体积的钯能溶解几百体积的氢。

由于氢气相对分子质量小等原因，其渗透性很强，常温下就可透过橡皮和乳胶管，高温下可透过钯、镍、钢等金属薄膜。所以灌好的氢气球往往过一夜第二天就因漏气体积缩小而飞不起来了，因为氢气能钻过氢气球橡胶上人眼看不见的小细孔而释入大气。

氢气的扩散能力还体现在能进入钢材结构内。在高温、高压下，氢气甚至可以穿过很厚的钢板。当钢材暴露于一定温度和压力的氢气一段时间，渗透于钢晶格中的原子氢会重新结合成氢分子，在缓慢变形中引起裂纹和脆化作用，这种现象的专有名词叫氢脆现象。氢气的这种性质给氢气的储存和运输带来很大困难。

根据气体扩散定律，气体在均匀液体内的扩散速度与该气体的相对分子质量的平方根成反比。在液体中，氢气的扩散速度为氮气的 3.74 倍、氦气的 1.41 倍。在人体组织内，氢气的扩散能力更强，不仅是因为氢气的体积小，还源于氢气没有极性，因而更容易跨过脂类组成的细胞膜结构。氢气在人体内超强的扩散能力有利有弊。有利的原因是氢气能扩散到身体任何部位，包括细胞内，甚至各种生物分子如蛋白质核酸结构内部，这也是保证氢气可发挥作用的重要前提。不利的方面主要是因为氢气非常容易从身体组织内释放出来，这导致无法维持氢气长时间的作用效果。

氢气的比热大、热导性能好，热导率是空气的 7 倍。在相同的压力下，氢气的比热是氮气的 13.60 倍、氦气的 2.72 倍。因此，相对于其他气体，氢气的吸热和热导性能都比较强。热导分析仪就是基于热导系数差异原理分析气体浓度的,常用于分析氢气的浓度。

氢气的传声速度快。在标准状态下,空气的传声速度是 331 m/s,氮的传声速度是 972 m/s,而氢的传声速度是 1286 m/s。因此,人如果呼吸氢气,声音会发生明显的改变,潜水员呼吸高压氢氧混合气体也可以发生声音改变。

4. 氢气的化学性质 H_2

氢气在常温下化学性质稳定,这主要是源于组成氢气的两个氢原子之间有较强的共价键。

氢气具有可燃性。在点燃或加热的条件下,氢气很容易与多种物质发生化学反应。纯净的氢气在点燃时可安静燃烧,发出淡蓝色火焰并放出热量生成水。若在火焰上罩一个干净的烧杯,可以在烧杯壁上见到水珠。氢气发生燃烧的浓度范围为 4%～74%,在这个范围之外,即使在高压下也不会燃烧或爆炸。在氧气环境中,氢气的燃烧浓度范围为 4%～94%。当氧气浓度低于 4% 时,即使在非常高的压力条件下,氢气和氧气的混合气都不会燃烧。人们利用氢气的这个特点将氢气用于潜水作业,设计了安全呼吸氢气的设备。

氢气具有还原性。氢气的化学性质活泼,与氧发生化合反应生成水,容易发生燃烧和爆炸。可燃性也是氢气具有还原性的体现,是由氢气还原氧气的性质所决定的。氢气不但能与氧单质反应,也能与某些化合物里的氧发生反应。例如将氢气通过灼热的氧化铜,可得到红色的金属铜,同时生成水。在这个反应里,氢气夺取了氧化铜中的氧,生成了水;氧化铜失去了氧,被还原成红色的铜,证明氢气具有还原性,是很好的还原剂。氢气还可以还原其他一些金属氧化物,如三氧化钨、四氧化三铁、氧化铅和氧化锌等。

尽管氢气具有还原性,不代表氢气在溶液中或生物体内也具有同样的性质。例如氢气和氧气发生燃烧需要氢气的浓度为 4% 以上,燃点为 400℃,而在人体环境下,氢气即使在纯氢的环境下,溶解浓度也只有 1.8%。并且由于机体温度只有 37℃,这种条件远远无法满足体外氢气和氧气发生反应的条件,因此推测氢气和氧气在人体内无法发生反应。这也正是长期以来人们把氢气作为生理学惰性气体的重要原因。当然随着氢气医学的研究进展,在人体内部的复杂体系中,氢气在酶等物质催化下是否发生性质改变还需要进一步研究。

氢气不仅具有还原性,也具有氧化性。氢气是由氢原子共价形成的双原子分子,而每个氢原子可以分别获得一个电子形成负氢离子,这种情况常见于与强还原性金属发生反应,其作用类似于氯气。在这类反应中氢气属于氧化剂,可以使金属氧化为金属离子。严格意义上讲,氢气和金属反应的产物为氢化物,这种物质的特点是具有强还原性,较易与水发生反应并释放大量氢气。

5. 氢气有什么用途？

氢气有非常广泛的应用价值。最早期的应用是充氢气球,在飞机发明前人类曾经借助热气球和氢气球作为飞行交通工具,这是人类最早实现飞天梦想的方式。氢气最重要的应用是作为燃料和工业原料,氢燃料电池作为目前有前景的新能源技术受到世界各国的重视。在生物医学领域,氢气的研究才刚刚开始,但是氢气的广泛有效性、生物安全性、经济实惠、获取方便等特点决定了其在该领域的巨大广阔的应用前景。

卡文迪什发现氢气相对密度很小,因此最早提出可以用氢气充气球来作为飞行工具的设想。人类第一个氢气球升空试验是法国物理学家查理完成的。查理根据卡文迪什的设想,制作了一个直径为 3.65 米(体积约为 27 立方米)的气球。为了获得足够多的氢气,他使用 226 千克硫酸和 450 千克铁粉进行反应。查理经过反复尝试,终于在 1783 年 8 月 27 日制成了氢气球,并在巴黎无载人情况下升空到 1 000 米。查理的氢气球升空时,当时美国驻法国大使富兰克林也在现场,当一位怀疑者说:"有意思,可有什么用?",这位美国大使气愤地大声反驳:"刚出世的婴儿有什么用!"。

随着对氢气研究的深入,人们逐渐发现氢气具有更多重要的性质,如氢气具有还原作用,可以作为许多化学工业领域的原料,合成氨工业就是用氢气和氮气作为原料。此外,氢气对不饱和脂肪酸进行氢化,可以制造植物黄油、洗发精、润滑剂、家庭清洁剂等产品。提炼原油也可通过加氢去硫和氢化裂解来实现。玻璃制造的高温加工过程及电子微芯片的制造中,可在氮气保护气中加入氢以去除残余的氧。

氢能源是氢气最重要的应用领域。航天工业早就使用液氢作为燃料。作为燃料电池的基本燃料,氢气是未来氢能源的能源介质。氢能源的显著优点是无碳环保,氢气和氧气反应产生水释放能量是氢能源应用的最核心过程,参与该过程的三种物质都具有环境友好性,不涉及碳的转化利用,因而有效地解决了环境污染问题。

氢气或氢元素在现代科学历史上发挥了非常重要、不可替代的作用,许多伟大科学发现都是围绕对氢气和氢元素的研究获得的。美国约翰·里格登编写的《氢的传奇:人类的伟大发现》(引进版,外语教学与研究出版社,2008)就是围绕这个主题展开的著名科普著作。

2007年后,氢气的医学生物学效应逐渐被发现,这为其在生命科学领域的应用打开了一扇新窗口。由于氢气对人体和生物体的安全性极高,这是其可用性的基本条件。氢气生物学效应的多样性给氢气应用的广泛性奠定了基本前提。经济简单、高度安全、广泛效应,让氢气在医学领域的应用成为一道靓丽的风景线。未来人们有望可以通过吸入氢气、饮用氢水、注射氢溶液、氢水洗澡、氢水农田灌溉、氢水养殖等途径全面拥抱氢生活。

6. 如何发现氢气能治病的? H₂

关于氢气医学效应的发现是一个非常重要的问题,学术界也非常重视,有许多传奇故事,特别是德国和法国神奇泉水,这些故事对传播氢气医学效应发挥了一定作用,但氢气医学的真实过程并不是那么梦幻,是一个充满曲折和艰难的历史。

学术上一般认为,2007年日本学者太田成男教授课题组最先发现氢气医学效应。不过具体什么时候甚至什么人发现氢气的疾病治疗作用,都是很难回答的问题,首先需要了解以下3个相关信息:

(1)1975年美国学者在《科学》杂志上发表论文,证明连续吸入8个大气压97.5%的氢气(2.5%氧气)对皮肤鳞状细胞癌有治疗作用,这源于氢气的抗氧化效应。但研究者认为氢气的还原作用比较弱,需要采用高压吸入才能实现足够剂量氢气来产生效果。

(2)2001年法国潜水医学领域的学者开展氢气对血吸虫感染诱导的肝纤维化治疗效果的研究,结果再次验证了高压氢气的治疗作用。但是当时高压氢气医学效应只能算概念验证,因为实现高压氢气条件所需设备复杂昂贵,很难普及应用。后来发现小剂量效应与上述研究并没有必然联系,2009年前氢气医学研究文献没有引用上述文献就是最重要的证据。

(3)2007年,日本学者太田成男教授课题组发现吸入1%~4%的氢气35分钟就可以通过选择性抗氧化方式对脑缺血再灌注损伤产生治疗作用。这种低浓度或小剂量氢气生物学效应的发现在当时是一项重大发现。这一发现带来许多应用氢气治疗疾病的设想,一经公布便引来众多学术领域和普通民众的极大关注和跟踪。截至目前,氢气生物医学研究的相关论文已经超过1600篇,国际上数百家研究机构的学者都在开展氢医学从基础到临床的研究,并证明氢气对多种疾病具有治疗效果。氢气医学已经发展成为一个独立的研究领域,氢气医疗和保健技术也开始受到医学领域和普通大众的普遍接受认可。

随着对氢气生物医学研究的深入,大家逐渐认识到,电解水生物学效应的研究应属于氢气生物学效应的重要前期基础。按照这种看法,氢气医学效应很早就被发现了。1952年日本工程师诹访方季研发了第一台用于农业的电解水设备。1958年,诹访方季开发出第一台人用电解水机。1966年日本卫生、劳动和福利机构同意并授权一类家用电解水机,认可了电解还原水对慢性腹泻、消化不良、胃肠道异常发酵、胃酸过多等疾病的治疗效果。1994年电解水审查委员会对电解水活性、安全性和有效性分别进行调查,委员会提交了一份报告确认电解水的安全性。并在 1997 年提交了关于电解水对胃肠道疾病的有效性报告。虽然水电解产生氢气是非常明确的知识,但过去对电解水效应的基础理论阐述中未曾考虑过氢气。2006 年后开始有学者认识到电解水中氢气是产生医学效应的基础,2007 年吸入氢气产生的效应被确定后进一步确定了这一判断。现在仍然有一些学者开展电解水效应研究,大都将其医学效应归结为氢气的作用。

根据我们的调查,推测小剂量氢气效应被发现的过程可能是这样的:2000 年前后,日本一些从事电解水和饮用水的企业意识到氢气是电解水发挥作用的根本原因。要确定这个推测,只需要单独给动物或人使用氢气,证明有同样效果就可以。此时,一些比较激进的企业制备出氢水产品。其中一家叫蓝水星的氢水企业根据对其自产的氢水产品效应的初步观察,确定氢气确实具有疾病治疗的效果,但苦于没有氢气治疗有效的任何研究依据。2003 年,该企业开始寻求日本医科大学太田成男教授协助研究氢气的效应。这是 2007 年氢气医学奠基性研究论文背后的早期故事。

也有人认为氢气效应是山东淄博中学老师杜元伟最先发现的。20 世纪末,杜老师根据氢气具有还原性提出氢气应该具有抗氧化效应,并采用氚标记等方法进行了部分研究并在学术期刊和会议上发表了文章。但由于这些研究设计不太严谨,因此并没有引起学术界的关注。若不是 2007 年日本学者的研究结果发表引起这一领域的关注,杜老师的研究不会受到学术界的注意。到现在杜老师的工作也没有得到相应的认可,表现为几乎没有任何文献引用。当然能大胆提出这一思路仍然是值得赞赏的。

所以,氢气医学效应研究是在电解水研究的基础上开始的,前后经历了半个世纪。

7. 氢气有没有安慰剂效应? H_2

理论上,任何药物和治疗方法都会有安慰剂效应。氢气在疾病治疗和健康促进等方面,也会存在安慰剂效应甚至在某些情况下只有安慰剂效应,当然也有一些反安慰剂效应的情况。

安慰剂效应指患者虽然获得无效的治疗,但却"预料"或"相信"治疗有效,而让病患症状得到舒缓的现象。这种效应与疗法无关,是来自患者的心理作用。安慰剂效应的存在也证明了人体自身具有治疗疾病的能力。人体是一个能够适应环境的复杂系统,本身就有各种自我调节和自我修复的能力,最典型的就是免疫系统。面对内部损伤和外来侵害,免疫系统能非常巧妙地发挥抵御入侵、修复组织的强大作用。这都是安慰剂效应的基础。所以说安慰剂效应是身体自身的正常功能反应,这与疗法本身没有必然因果联系。你可以使用一个糖果,也可以使用淀粉,也可以使用有一些暗示的色彩和味道,只要能引起患者的注意,都有加强安慰剂效应的可能。一般来说,过程越复杂、越神秘、越新奇,产生安慰剂效应的可能性越大。与自身功能关系越密切的疾病的安慰剂效应越明显,例如神经系统疾病的疼痛、抑郁症和帕金森病的安慰剂效应就存在非常高的比例,但代谢性疾病如糖尿病的安慰剂效应就不太显著。氢气疗法有多种类型,一般都具有新奇性,其中有一些方法更复杂,例如需要设备和操作过程,这些都是产生安慰剂效应的重要原因。

新药物研究必须排除安慰剂效应。如果不排除安慰剂效应,就无法判断一种药物和治疗方法是否真的有效。当今临床研究中,随机对照试验(randomized controlled trial,RCT)已经是标准的研究方法,其核心就是双盲安慰剂对照,主要目的就是排除安慰剂效应。由于安慰剂效应在抑郁症和镇痛药方面更为重要,也给这类药物研发带来更大的困难。安慰剂效应的存在本身也会干扰药物治疗效果的统计学分析结果,特别是某些药物的作用没有超过安慰剂效应,就会导致许多真正有效的药物被埋没。

对具体的临床治疗来说,安慰剂效应是应该提倡的工具。医生应该全面理解、灵活掌握和充分发挥安慰剂效应。其实,医术高超经验丰富的医生也是利用安慰剂效应的高手。设想患者看医生时,医生通过暗示、安慰和诱导,让患者病情缓解甚至完全康复,不药而治是非常高的境界。

当然,从研究角度上排除氢气的安慰剂效应是必要的。然而对具体患者来说,治疗效果才是最重要的。此外还应该了解一种可能,就是反安慰剂效应。所谓反安慰剂效应,就是如果患者对药物和治疗方法的有效性表示怀疑,会导致治疗效果大打折扣,甚至会无缘无故出现各种各样的不良反应。简单说,安慰剂效应就是信则灵,反安慰剂效应就是怀疑则失效。所以对一种治疗方法,特别是健康医学方法,不相信就不要采用,相信才用,这样才能获得最好的收益。

8. 低氘水和氢水有关吗? ⒣

氘是氢的同位素,但低氘水和氢水或氢气医学没有什么关系。低氘水的基本化学基础是同位素化学,就是不同相对原子质量的同位素会有化学性质的差异,由于相对分子质量最小,氢同位素化学效应也是最明显的。由于存在同位素化学效应,导致重水(氘水)和普通水有非常不同的化学性质,也会有不同的生物学效应。在氘发现后不久,就有许多科学家开展重水生物效应的研究,基本的作用是对生物会产生明显毒性,例如狗血液中重水达到 25% 就会产生非常严重的后果,甚至会危及生命。

根据早期这些对重水效应的研究,人们就会想到,既然重水对生物有毒害,那么减少氘的含量也许有好处。基于这个理念,一些学者提出低氘水的概念。通过特定技术减少普通水(氘含量大约为 150 ppm,2.4 克/升)中的氘含量制备出低氘水。低氘水对人有好处的主要逻辑是,氘含量过高的水对代谢不利,特别高比例氘甚至会威胁生命,也就是说氘水是有毒的。既然氘水有毒那么氘含量低的水或者说低氘水可能对健康有利。把日常普通水的氘含量降低到某个水平,可能给身体带来好处。这就是低氘水有利健康的最合理推测,不过推测需要用研究证据来确认。

中国和匈牙利少数学者的一些研究结果发现,低氘水对人类肿瘤有一定抑制作用。关于低氘水对肿瘤治疗作用存在两个问题,一是高浓度有害不等于低浓度也有害,许多高浓度有害的物质,低浓度是有利甚至有重要功能。例如高压氧气的毒性非常强,但正常情况下人类生存不能离开氧气。二是高浓度重水对肿瘤生长也有抑制作用,低氘水对肿瘤的作用是什么及其原理还需要进一步探索。

低氘水是从氢原子核层面对水进行的改变,这与氢气医学研究的氢气生物医学效应没有任何关系。当然低氘水制造成低氘含氢水是完全可行的。而且低氘水是原子核层面的效应,氢气是分子层面的作用,这两种作用不会有相互干扰。如果低氘水真能产生抗肿瘤的作用,那么含氢气的低氘水就可以产生氢气和低氘水两重作用。

9. 氢气能溶解于水吗?

在讨论氢气生物医学相关问题时,经常有人提出一些关于气体溶解的问题。如氢气不是不溶解于水吗,怎么可以使用氢水治疗疾病? 氢水的溶解度为几个 ppm 是什么含义? 呼吸氢怎么能发挥作用? 呼吸氢气和喝氢水有什么区别?

溶解度是指在一定温度下,某固态物质在 100 克溶剂中达到饱和状态时所溶解的质量。如果没有指明溶剂,通常所说的溶解度就是物质在水中的溶解度。一般来说,溶解度(20℃)大于等于 10 克为易溶;小于 10 克、大于等于 1 克为可溶;小于 1 克且大于等于 0.01 克为微溶;小于 0.01 克为难溶(不溶)。气体的溶解度通常指的是该气体(其压强为 1 标准大气压)在一定温度时溶解在 1 体积水里的体积数,也有用"克/100 克溶剂"做单位的。

氢气能溶解于水。在标准条件下,就是所谓的一个大气压下,20℃时,氢气的溶解度为 1.83%。这里使用的常用气体溶解度单位是体积比,1.83% 的含义是每 100 毫升水中可以溶解 1.83 毫升的氢气。也就是在 100% 纯氢气条件下,氢气缓慢溶解在水中,所能达到的最大体积为 1.83 毫升。按照质量比计算,这个数值是 2 毫克/升。这个溶解度确实比较小,在进行气体分析和研究时,甚至可以忽略不计。但是在生物学上,这个溶解度大约为 0.8 毫摩尔,或者每 1 升水中溶解 1.6 毫克氢气。在医学生物学领域,毫摩尔和毫克都是比较大的单位。我们服用的许多药物,大多在这个数量级上。

如果我们对氢气的溶解度有怀疑,可以对比一下另外一个重要气体——氧气的溶解度。氧气的溶解度在标准条件下为 2.4%,与氢气的溶解度 1.83% 十分接近。在化学领域,氧气也被认为是不溶解于水的气体。如果氧气不溶解于水,甚至溶解的数量不足,那么生活在水中的鱼就不能呼吸到氧气了。此外,人体呼吸的氧气也必须先经过氧气在血液中的溶解过程。

许多氢水的产品浓度使用 ppm 为单位,含义是百万分之一。如前所述,气体溶解度使用体积比,而不是质量比,所以氢水的产品浓度使用 ppm 单位并不是一个规范的单位,这主要是日本研究氢气的学者缺乏气体医学研究背景,所以使用质量比为单位。中国的企业模仿日本的习惯,也采用这个计量单位。体积比和质量比可以进行换算,比如氢气溶解度为 1.83%,每 1 升水中溶解 1.6 毫克,1 升水的质量为 1 000 克,即 1 000 000 毫克,1.6 毫克比 1 000 000 毫克就是 1.6 ppm。所以,如果某一氢水产品的氢气和水质量比可达到 1.6 ppm,就可以说达到了饱和浓度。根据目前国际上大部分学术研究的习惯,一般认为氢气浓度达到 3/4 饱和度,即 0.6 毫摩尔每升或 1.2 ppm 就足够产生生物学效应。

氢气治疗研究最早使用的方法是呼吸含 1%～4% 氢的混合气。呼吸气体时,血液中气体的浓度会随着呼吸时间延长从低到高增加,一般 30 分钟可以达到最大血液浓度(1%～4% 的饱和度)。只要提高呼吸浓度,就可以更快速地提高血液中的绝对浓度。不过增加呼吸氢气的浓度,血液中的浓度增加的规律与过程类似,同样在 30 分钟达到最高浓度。理论上,呼吸氢气的方法能明显提高机体摄取氢气的绝对量。

相对来说,通过喝氢水摄取氢的浓度有一定局限性。尽管可以通过一定技术提高水中携带氢的浓度,但仍然无法达到吸氢气的同样水平。因此解决吸氢气的安全使用问题可能是治疗疾病的重要方法之一。不过目前关于吸氢气和喝氢水治疗疾病效果的比较仍十分少见,因此尚无法确定具体哪种方法更为理想。我个人推测,对消化系统相关疾病,喝氢水有优势;对呼吸系统疾病,吸氢气有更大优势。这主要是考虑到呼吸时,氢气难以进入消化道;而饮用氢水时,呼吸道中的氢浓度又非常低。结合这两种方法可能取得更全面理想的治疗效果。

10. 什么是自由基和活性氧? Ⓗ₂

自由基,化学上也称为"游离基",是指化合物的分子在光热等外界条件下,共价键发生均裂而形成的具有不成对电子的原子或基团。

理解自由基首先要理解电子对。可先考虑一下共价键,两个或多个原子共用它们的外层电子,在理想情况下达到电子饱和的状态,由此组成比较稳定的化学结构。像这样由几个相邻原子通过共用电子并与共用电子之间形成的一种强烈作用称为共价键,其本质是原子轨道重叠后,高概率地出现在两个原子核之间的电子与两个原子核之间的电性作用。电子存在两种自旋方式,不同自旋电子有形成电子对的趋势,这是共价键产生的量子力学基础。

电子有成对的趋势,自由基存在不成对电子,这使得自由基非常容易与其他物质发生反应,本质就是抢夺电子或失去电子。抢夺电子是氧化能力,失去电子是还原能力,所以自由基化学性质活泼,同时有氧化性与还原性。

为什么许多人简单地把自由基当成氧化性强的物质? 这就需要我们了解活性氧的概念,活性氧是指含有氧的自由基,例如一氧化氮、羟自由基和超氧阴离子都是活性氧。但活性氧还包括具有氧化活性的非自由基类活性分子,例如过氧化氢就是典型的非自由基活性氧。虽然有的活性氧不是自由基,但这些物质与自由基有类似的特征,所以在生物医学领域一般统一叫自由基活性氧。

还有另外一个原因是身体内自由基往往具有氧化作用,我们说过自由基有氧化性,也有还原性。但是在含有氧气的人体和其他生物体内,某些具有强还原作用的自由基会很容易和氧气发生反应变成具有氧化作用的自由基或活性氧,这导致生物体系内的自由基都具有氧化性。

正是因为人体内活性氧或自由基具有氧化性,才有了还原剂或抗氧化剂对抗氧化损伤的这一推测。虽然抗氧化并没有获得预期效果,但活性氧这个概念被广泛使用。

11. 什么是选择性抗氧化?

氧化损伤是许多疾病的共同诱因,因此减少氧化损伤是治疗疾病的策略之一。但是过去大量的研究发现,所谓的抗氧化剂并不能发挥有效作用。其原因是许多抗氧化剂不能选择性地中和有毒自由基,反而会破坏细胞氧化还原平衡。作为目前唯一的选择性生物抗氧化剂,氢气肩负着抗氧化的重任。

1) 氧化损伤是许多疾病的共同诱因

生物体内典型的活性氧有 5 种,分别是超氧阴离子、过氧化氢、一氧化氮、羟自由基和亚硝酸阴离子。活性氧是需氧生物通过氧化磷酸化过程的能量代谢副产物。日常生活中,生物体内不断产生活性氧。偶尔,伴随着一些如抽烟或空气污染,暴露于紫外线或辐射下,剧烈运动,生理或心理应激等活动时活性氧的产生量升高。当生成过量活性氧或体内抗氧化能力较低时,过度氧化会引发损伤效应,导致"氧化应激"。

对人类和需氧生物来讲,氧气是生命活动的基础,同时氧气及衍生的活性氧也是所有生物的毒性分子。氧气作为需氧能量代谢无可取代的成分,在产生能量的代谢过程中也会产生自由基,正常机体具有缓冲和中和自由基的运行系统。但是一旦机体发生损伤和疾病,必然伴随细胞代谢平衡的紊乱,活性氧相对过剩就表现出来,氧化损伤几乎是所有疾病的必然表现。

氧化应激损伤发生在多种病理情况中,如炎症、心肌梗死或脑梗死的缺血/再灌注、器官移植、手术性出血停止等。运动过于剧烈都会诱导活性氧导致肌肉疲劳。许多慢性病如糖尿病、动脉硬化和阿尔茨海默病等也存在典型的炎症反应和氧化应激损伤。

2）活性氧具有重要生理功能，不能一味清除

虽然氧化应激过度可导致氧化损伤，但是活性氧是具有生理功能的分子。细胞内氧化还原稳态是一个精准的活性氧生成与抗氧化系统之间的平衡过程。一些活性氧作为信号分子，具有生理功能，参与调节多种细胞过程。胰岛素、生长因子等许多细胞信号通路均离不开活性氧的参与。

氧化应激本身也属于生理信号，可发挥调节作用，可诱导与抗氧化和耐受相关的酶，从而保护细胞免受氧化应激损伤。Nrf2 就是控制细胞内抗氧化细胞的关键转录因子，在这个分子的调节下，SOD 等抗氧化细胞得以稳定发挥氧化还原平衡的作用。

近年来研究表明，过量抗氧化剂会使癌症死亡率和发病率升高，这可能是由于抗氧化剂干扰了机体的必要防御机制。想要避免此类情况出现，理想的抗氧化剂要既能缓解过度氧化应激，又不扰乱氧化应激稳态。如理想的抗氧化剂不应该干扰信号分子如过氧化氢的作用，但能有效中和强活性氧化物质。

3）氢气具有选择性抗氧化作用

2007 年日本医科大学太田成男教授小组在《自然医学》发表的论文的结果表明，无论是对细胞还是化学溶液，氢气只与羟自由基和亚硝酸阴离子这种强毒性自由基发生反应，不与过氧化氢和一氧化氮发生反应。因此，氢气这种只与有毒自由基的作用就是选择性抗氧化。如上所述，活性氧是许多疾病的基础，但大部分活性氧同样具有重要生理功能。只有当这些活性氧转变成有毒自由基时，才会发生氧化损伤。因此控制氧化损伤必须寻找具有选择性中和有毒自由基而保留具有生理功能的活性氧的抗氧化物质。氢气可以选择性还原羟自由基，不与具有生理功能的超氧阴离子、过氧化氢和一氧化氮反应，这符合选择性抗氧化的特点。

氢气具有选择性抗氧化作用取决于氢气分子的共价键比较稳定。氢气的还原作用比较弱，一般生理浓度下活性比较弱的自由基不与氢气发生反应，如过氧化氢和超氧阴离子等。但是羟自由基的活性较强，因此可以与氢气发生反应。

12. 电解水也是氢水吗？

电解水是氢水的一种类型。这里说的电解水是指能饮用的还原电解水，不是用于消毒的氧化电解水。

从历史上讲，氢气医学本身起源于电解水生物医学的研究。电解水的生物学效应研究于20世纪20年代就在日本开始了，最早是从苏联引入电解水的技术，首先将电解水用于农业和畜牧业，发现电解水对治疗动物疾病有很明显效果后，经过反复尝试慢慢进入人用阶段。不过到90年代后才逐渐经过正规的临床试验确定了电解水对消化道疾病的效果，饮用电解水设备被日本厚生省认定为家用医疗器械，至今仍然在市场上销售。

虽然人们对电解水的医学生物效应有比较多的研究，但对电解水生物医学效应本质机理并不了解。这导致出现了许多假说，比较有名的如小分子团簇、弱碱性、活性氢原子、负电位、金属纳米颗粒等。直到2007年后，氢气生物学效应被发现和证实后，对电解水效应的解释才逐渐确定为电解产生的氢气是产生效应的基础。虽然在2007年前，已经有许多关于电解水中氢气效应的研究，不过这些研究没有明确提出氢气是电解水效应的唯一原因，甚至今天仍然有部分学者坚持电解水效应存在非氢气效应的因素。

氢气医学研究的科学性更强，因为氢气医学有非常明确的研究对象——氢气分子。但电解水不是这样，因为电解水的研究对象是水，而且是水被电解后的产物或发生了物理化学变化的水。电解水中含有氢气，是氢水，但电解水不等同于氢水，因为电解水含有其他成分。虽然含有氢气可以用氢气效应解释，但并不能完全排除非氢气效应。例如小分子团簇是国际上对功能水的常用说法，虽然这种说法在研究水的学术上几乎没有证据，但由于无法拿出合理的否定证据因此不能完全否定其说法。关于活性氢原子，最大的难题是解释这种形式的氢原子如何在水中持续存在，如果不能稳定存在,就难以获得稳定的效应。理论上氢原子具有较强的还原活性,具有破坏生物分子的潜在效应。这样的话,在人体中使用就必须小心。当然实际应用发现,长期饮用电解水对人和动物的安全性是非常高的。

13. 氢水是小分子团簇水吗? ⒣

小分子团簇是从事功能水研究的人经常用来评价好水的一个特征指标。我曾经就这个问题专门请教过研究水分子的学者,可惜他们不认可这种说法。有人发现,氢水也符合小分子团簇水的特点,如此说来似乎氢水也属于好水系列,按照这个说法,这不正有利于宣传氢气医学效应吗? 但是我不希望这样,因为我不认为小分子团簇水和水的功效之间存在必然联系。

水不仅是生命诞生的条件,也是生命物质最重要的成分。人体大约70%的成分是由水组成的,年轻人体内含水量相比老年人更高。水是身体健康保障的主要前提,是物质能量代谢的参与者和基本环境条件,是酸碱平衡调节的基础,是体温调节的重要工具。

液态水中存在大量水分子构成的团簇,极少有单独的水分子。液态水中每个水分子能与四个水分子通过氢键连接起来,构成一种立体网状结构,即水分子团簇。水分子团簇是液态水存在的一种基本方式,水分子团簇也有大小之分。产生水分子团簇大小的原因现在并没有非常全面系统的研究,但是一定与温度、酸碱度和离子水平存在很大关系。这也说明水分子团簇大小可以代表水的一种存在状态,与温度和酸碱度类似。但是如果把水分子团簇大小和水的功能联系起来,仍然比较牵强。

有研究用细胞膜水通道来解释小分子团簇的效应。细胞膜水通道只能允许单个水分子通过,小分子团簇即使小也不能通过水通道。所以我认为,这个水通道与水分子团簇没有丝毫关系,显然是生搬硬套的结果。

检测水分子团簇的大小可用氧同位素^{17}O核磁共振信号的半高峰宽。

利用该指标的原理是单个水分子是自由度最大的分子,但液态水因为氢键导致成团簇状,水分子团簇越大,导致水分子的均一性越小。均一性小,核磁共振信号越容易出现波动,这时 ^{17}O 核磁共振半峰宽就代表这种信号不均匀。假如水分子全部是单分子,理论上所有的信号频率都完全一样。因为水的自由度极高。但是冰内水分子没办法流动,其半峰宽就比较大。如果某种因素影响水的氢键形成,就会促进或弱化水分子团簇的形成,表现为 ^{17}O 核磁共振半峰宽的改变。

^{17}O 可以用核磁共振进行分析,这种分析除了以上根据信号强度分析成分的含量外,也有利用这种方法分析水的绨合度,或者说水分子团簇大小。研究表明,水的绨合度受温度、酸碱度和离子浓度影响比较大。

即使水分子团簇能代表水的特征,但这种特征与水的生理功能状态的相关性也缺乏明确的必然联系证据。既然影响水分子团簇的因素主要是酸碱度和离子浓度,一旦水被身体吸收,意味着水分子团簇的大小会因为体内新的环境而发生明显改变,也很难维持原来小分子团簇水的特性。所以要证明小分子团簇水具有生物功能,需要采用生物效应指标,设置严格的对照实验,才能被学术界认可。曾有关于雪山水的报道,其中也有关于小分子团簇水的说法。高原雪山水属于低氘水,似乎并不只是因为水分子团簇小产生的作用。

总之,小分子团簇水作为水具有功能的标准并不严谨。这应该是一个值得探讨的问题,可开展相关研究确认。小分子团簇水可能存在作用,但目前缺乏可靠的研究证据。即使氢水是小分子团簇水,但一般认为氢水的作用基础是氢气,氢水作用与氢气浓度相关,而与小分子团簇没有关系。

14. 氢脆对氢气医学有何启发?

氢脆是钢材领域的概念,本来与氢气医学没有关系,不过有许多现象应该对理解氢气医学效应有启发。

首先了解一下关于氢脆的相关知识。氢脆是溶于钢中的氢聚合为氢分子，造成应力集中，超过钢的强度极限，从而在钢内部形成细小的裂纹，又称白点。

氢脆产生的机理到目前都没有形成统一的认识和看法。主要假说有如下几种：①在钢材形成过程，一些氢原子溶解到金属内部发生扩散，并在金属的空隙中相遇结合成分子。随着氢分子数量的增加，因为体积非常小，气压会快速增高，这种强大的氢气压造成金属结构破坏而脆化。②在某些化工领域需要加氢催化，例如植物黄油、石油加工、合成氨等都需要这种过程。由于工作温度高，氢气压力达到非常高值，氢气可扩散到钢材内与碳原子反应生成甲烷。甲烷聚合增大产生气压破坏钢材结构。③金属溶解的氢原子本身就可以引起氢脆。氢原子进入金属会导致金属晶格破坏，这类似掺沙子效应，晶体结构破坏造成金属的强度下降，许多这样的氢原子效应整体表现为氢脆。④一些金属和氢可发生反应，产生氢化物，如钙、镁。如果在金属材料内含有这种氢化物，因为金属氢化物属于脆性材料，也会导致金属材料结构破坏。

这些说法感觉都是对现象细节的描述，那么从更深层次如何理解呢？新加坡南洋理工大学孙长庆老师的看法是"氢脆的机理：电子转移、裸核质子、网络断裂这几点很重要"，中国科学院大学方海平老师也认可该观点。

氢脆现象对氢气医学也有启发。主要是因为，首先，氢或氢气必须溶解到金属内，这是发生氢脆的前提。这说明氢气和氢原子的一个物理特性就是具有超强的扩散能力，这主要源于氢的体积比较小。在生物体内氢气仍然具有超强的扩散能力，能进入身体任何部位，这也给氢气发挥生物作用提供了基础。当然在生物体内氢的扩散能力强的表现不仅是因为氢气分子小，也取决于氢气没有极性，不会和水分子结合形成大的聚合体。其次，氢脆的典型表现是痕量（微量）氢气对钢材宏观力学特征产生巨大影响，这与氢气医学效应具有类似性。氢气医学效应也表现为小剂量大效应，例如吸入2%氢气30分钟可产生对明显脑损伤的保护作用。最后，氢脆现象是很早就发现的，但到今天仍然没有给出非常清楚的解释。氢气生物学效应是最近才发现的,生物的复杂性比金属材料要高许多数量级,这意味着理解和认识氢气生物学效应本质,还需要很长时间的努力。

15. 为什么说简单是氢的突出优点？

中国人都知道"大道至简",简单往往也是美的。科学也有美的特点,科学的美体现出来的特点也经常就是简单。物理学上许多最重要的定律都很简单,例如牛顿力学定律和万有引力方程、爱因斯坦质能方程和电磁学的麦克斯韦方程,都是科学中简和美的典型代表。

中国文化源头之一《易经》的"易"字的含义就是"简易、变易和不易",八卦看起来复杂,实际简单。据说科学大家莱布尼兹就是受中国的《易经》和八卦启发而发明了微积分和二进制。

甚至有人把简单发展为极简主义哲学和生活方式,苹果公司创始人乔布斯最有代表性,他曾经说过"专注和简单一直是我的秘诀之一"。

自然界中最能代表简单的元素就是氢元素,一个质子和一个电子就可形成一个氢原子。宇宙中所有元素的共同成分是质子,也可以说所有元素都含有氢原子核,历史上曾经有人甚至认为所有物质都是由氢元素合成的,虽然不准确,但有一定道理。

因为氢元素简单,所以也是科学上研究最充分最全面的元素。氢气是由氢原子组成的最简单的分子,也是自然界最简单的分子。氢气同样是研究得最充分的分子。例如人类早就掌握了氢气的制备方法,氢气的收集和纯化技术,熟悉氢气的各种物理化学性质,氢气的各种奇妙的特征。当然到今天仍然有许多科学家在研究氢气和氢元素。例如设法将氢气进行非常高压的处理,制造出氢金属来,研究这种结构组成的最简单的金属有什么奇异特性,以期进行可能的应用。

16. 为什么说氢气生物学效应存在必然性？ H₂

氢气生物医学效应是 2007 年起被广泛关注的，当然 1975 年就有学者发现高压氢气可能具有癌症治疗作用，可以说当时是从药物角度认识氢气效应的，但 2007 年后发现了氢气的小剂量效应。两种情况其实存在非常大的差别，剂量的巨大差别不仅意味着氢气作用的级别，也是氢气可实际应用的重要条件。因为不需要使用高压这种危险设备，小剂量效应是可方便使用氢气的基本条件。2007 年认识到氢气微量效应应该是范式转换，是氢气生物学效应真正被学术界广泛关注的开端。如果没有这次新发现，1975 年的研究可能永远被埋没下去。

其实从更根本上看，氢气具有生物学效应存在更深入的逻辑基础。或者说氢气具有生物学效应本身具有必然性。氢气是许多细菌代谢的物质基础。细菌不仅能够合成氢气，也能利用氢气作为能量。氢气与细菌间的关系，就好像葡萄糖与人类等高等生物一样。我们熟悉的能引起胃溃疡和胃癌的幽门螺杆菌，就是利用氢气作为能量存活的。大肠内一种著名的古菌是产甲烷菌，大多数人类的肠道内都有这种细菌。我们很早就掌握的利用粪便产生甲烷的技术就是利用这种菌。产甲烷菌合成甲烷的原料就是二氧化碳和氢气。而向产甲烷菌提供氢气的细菌主要是大肠杆菌，当然不只是这种细菌，因为肠道内能产生氢气的细菌有非常多的类型。

我们知道，人类和高等生命都是从细菌这种低等生命进化来的，人类的基因几乎都可以从细菌找到源头。细菌把氢气作为能量代谢的基础，那么作为细菌的后代，人类和许多高等生命受到氢气的影响就几乎是一种必然。事实上，细菌利用氢气合成的许多物质确实会对人类产生影响。例如硫化氢、一氧化碳、一氧化氮、多糖、氨基酸、脂肪酸、内毒素、抗生素、吲哚乙酸等，都会不同程度地影响人类等高等生物。

其次，人体细胞内存在可能受氢气影响的分子。细菌有专门代谢氢气的氢化酶。研究表明,人等高等生物的线粒体中的复合物Ⅰ也是能量代谢的核心枢纽结构,其核心功能单元就是从细菌氢化酶进化来的后代分子。氢化酶受到许多分子的调控,例如一氧化碳、氰化物、氧气等,也会受到氢气的影响。因为任何代谢物都会通过某种机制影响产生这种代谢物的代谢途径,这是生物过程的普遍现象,符合控制论的原理,一般都是采用反馈抑制调节。理论上,氢气会抑制氢化酶的活性,根据这样的推测,氢气具有抑制线粒体复合物功能的可能性。如果是这样的作用,那么一些能抑制复合物Ⅰ功能的药物能产生一些神奇效应可能就有了一种解释。例如二甲双胍就是一种典型的能抑制复合物Ⅰ活性的物质,其具有广泛生物学效应也符合这一规律。

最后,真核生物进化是基于氢气代谢。真核和原核生物最重要的区别是线粒体。目前学术界认为线粒体本身是从细菌进化而来的,是寄生于真核细胞内的另外一种细菌。而这种线粒体之所以能进化为目前真核细胞的共生模式,是因为线粒体曾经是合成氢气的细菌。后来大气中出现了氧气,这种细菌随之用氢气消耗氧气,成为保护细胞避免氧气毒性的重要武器。当然线粒体在消耗氧气的同时采集大量化学能量,这为真核细胞利用化学能量提供了重要条件。线粒体内存在代谢氢气的分子基础,线粒体代谢氢气也符合线粒体进化的基本逻辑。总之,复杂生命是从细菌这种简单生命进化来的,氢气是细菌世界的基本生命物质,氢气对复杂生命产生影响是合理的。线粒体是寄生于真核细胞内的细菌,与氢气代谢存在密切关系,氢气对线粒体代谢有影响也符合逻辑,无论是从整体生命进化的基本逻辑,还是从分子生化过程看,氢气具有影响真核细胞的作用存在必然性。

17. 为什么说没有氢气就没有地球生命?

英国生物化学家尼克·莱恩教授的科普佳作《生命的跃升:40亿年演化史上的十大发明》从最新研究进展角度带领读者认识生命起源这一问题,可让我们有机会重新认识氢气在生命起源过程中的地位，对于理解氢气医学的进化必然性很有帮助。

按照书中的观点，我们永远都无法知道地球生命到底如何起源，即使我们将来能在实验室中制造出细菌甚至虫子，也不能说明这是地球远古真正的生命起源过程。从学术角度来讲，地球生命起源要么来自地外生命，甚至是地外智慧操纵下的产物，要么是在最巧合的自然环境下偶然产生的。但我们无法知道真实的答案。虽然如此，科学家仍然希望能找到接近真实的生命起源路线图。

关于生命起源，有一个影响比较大的说法，就是1953年的米勒试验。当年米勒用一个大烧瓶装满了水和混合气，模拟他认为的原始地球大气。这些成分包括氨气、甲烷和氢气。然后他给这团气体通电，经火花放电模拟闪电，然后等待几天、几周和几月，对其中的成分进行分析，确定他炖的"这瓶汤"会生成什么。他的发现超出了想象，因为他创造出"一锅原始汤"，含有近乎神秘的有机分子，特别是最具有生命分子象征意义的蛋白质的元件——氨基酸。简单说就是给原始地球大气通上电，就产生了生命分子，这就给人这样一种感觉，地球大气产生生命就是非常自然而然的结果。这一发现竟然成为《时代》周刊的封面文章，直到今天这一观念仍然是生物学教科书的经典内容。

不过现在米勒"原始汤"的假说已经基本上被否定了。因为对地球远古岩石的分析发现，地球原始大气并不是甲烷、氨气和氢气。而对更符合地球大气成分的原始大气进行同样的电击，也未制造出"原始汤"成分。不过在一些小行星和流星上发现有不少类似原始汤的氨基酸等成分。米勒的假说并不能说明生命的真正起源，有机分子是生命的组成成分，但和活的生命完全不是一个概念。

莱恩教授认为，生命的过程一定是这样的：首先食物中的氢被剥离出来，然后氢和氧反应释放出能量。需要强调的是，这里他说的氢并没有直接说是氢气，而更接近于氢原子。

他认为，所有生命，最后都是氢和氧这两种原子结合成水获得能量的过程。这是符合热力学定律的生命能量逻辑规则的。他为什么对氢有如此高的推崇，且听他最新关于生命起源的两个假说。

一是认为生命起源于海底热泉黑烟囱。在加拉帕戈斯海底裂谷的泉口和后来发现的 200 多个泉口群，都是黑得一塌糊涂的烟囱。这里的海水温度接近 400℃，含有大量硫化物和酸性物质。在这个像地狱一样的海底世界，物种数量竟然接近热带雨林生命世界，包括体型巨大没有嘴没有肛门的管状蠕虫，大量没有眼睛的虾。位于食物链最底层的是一种硫细菌，这种细菌能从热泉中提取氢，然后氢和二氧化碳反应生成有机物，这与光合作用的过程非常类似。其他生物要么以直接吃细菌为生，要么就是把这些细菌放在身体内进行饲养，给自己提供有机物和能量。但这种黑烟囱仍然存在一些无法自圆其说的问题，尤其是无法解释从有机物到细胞之间的进化过程。

二是认为生命来自另外一种海底热泉。这种热泉和黑烟囱有很多不同，其中一个很大的差别是这种热泉呈碱性，而黑烟囱呈酸性。这里的热泉水是由海底火山爆发产生的大量热导致的。海底火山爆发同时产生了大量氢气并导致海底多种成分被电子还原。还原状态下海底的多种气体组成发生改变，例如二氧化碳变成甲烷、氮气变成氨、硫酸变成硫化氢。这些成分非常接近米勒的"原始汤"的成分。莱恩教授把这种海底热泉称为碱性泉口。这里有形成生命最大的"圣餐"——源源不断的海底氢气，氢气和二氧化碳反应生成有机物，这是一切地球生命的基础，因此海底碱性热泉最符合生命摇篮的热力学要求。

至于在这里如何进化出真正的生命，莱恩教授也有富于想象力的介绍。简单说就是从进化角度看，地球生命有一个原始祖先。这个祖先是细菌的前辈，这个祖先与现在的细菌不一样，甚至都没有进化出细胞膜的结构，只是借助于岩石的缝隙结构完成早期的生命进化。这种原始祖先的前一段生命进化过程可能是一种病毒，这种病毒非常类似艾滋病病毒，就是 RNA 逆转录病毒。大量的这种病毒通过相互配合、杂交和突变，最后进化出以 DNA 为信息载体的新病毒和细菌祖先，然后才从这种生命摇篮中脱离出来，进入更大范围的地球环境中完成后续的进化过程。这个假说认为，原核生物中真细菌和古细菌几乎是一起完成了进化过程，而不是哪个先出现然后进化出另外一个类型。古细菌后来在获得线粒体和叶绿体后逐渐进化出真菌、植物和动物等真核高等生命形式。在莱恩教授的另外一本关于线粒体的科普书中,认为氢气也是线粒体进化过程中的重要参与者。

地球生命早期进化有氢气直接参与,在原核向真核生物进化的关键过程中也有氢气参与。因此,地球生命进化的最关键过程,氢气都是不可或缺的参与者。

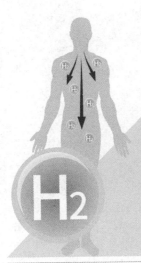

氢气医学

研究现状及进展篇

18. 氢气医学研究的现状

自从 2007 年日本医科大学在《自然医学》发表微量氢气吸入具有选择性抗氧化、能减少氧化损伤与脑缺血再灌注损伤、能治疗动物中风后，氢气的医学生物学效应研究迅速受到国际同行的广泛关注。人们不仅对各种器官缺血再灌注损伤、器官移植相关损伤、药物毒性损伤、各种炎症相关疾病等氧化应激为主要病理生理过程的疾病进行了氢气治疗的探索性研究，也对动脉硬化、糖尿病、高血压、帕金森病、阿尔茨海默病等重要慢性代谢性疾病进行了预防和治疗性研究，更是对癌症的预防和治疗进行了初步探讨。可以说，人们对各种与炎症氧化相关的疾病都进行了不同程度氢气医学治疗的尝试性研究。虽然研究不够深入系统，但研究范围是非常广泛全面的。

截至 2022 年，氢气生物医学研究论文已经有 1 600 多篇，专著也有 10 余部。氢气医学已经逐步形成了具有一定影响的学术领域方向。

国内从 2008 年开始发表学术论文后，氢气医学的研究发展十分迅速。相关研究的国家自然科学基金立项数已经有 100 多项，参与氢气医学研究的院士已有近 10 位。2013 年后相继成立了全国和地方范围的氢气医学学术组织。据不完全统计，国内从事氢气医学研究的学者超过 1 000 人，氢气医学生物学专业毕业的研究生超过 300 人，多家以研究氢气生物医学为重点的学术机构陆续成立。具有代表性的学术机构如中国人民解放军海军军医大学，其包含十多个实验室开展氢气盐水治疗多种重要疾病的研究；山东第一医科大学成立氢生物医学研究院，主要开展动脉硬化相关的临床研究；上海交通大学氢科学中心开展医学和农学相关研究；北京工业大学生命科学与化学学院的氢医学研究中心开展肿瘤和创伤修复相关研究；上海交通大学何前军教授专攻医用氢气生物材料的研究；南京农业大学开展多种氢气农业生物技术的研究；天津医科大学总医院麻醉科开展氢气在重症方面的系列研究；河北医科大学法医学院开展氢气在戒毒方面的研究；河北中医学院开展氢气在睡眠呼吸障碍方面的研究；哈尔滨医科大学开展氢气对心脏损伤和器官移植保护研究；北京协和医院开展氢气对皮肤手术损伤保护研究；中国人民解放军总医院开展耳聋预防效应研究；复旦大学附属华山医院开展氢水治疗皮肤病的临床研究；西安交通大学生命科学与技术学院开展固化氢在线粒体效应方面的研究；上海交通大学王若冰博士和中国人民解放军空军军医大学航空航天医学系张作明教授开展氢气眼科疾病系统研究；广州医科大学附属第一医院广州呼吸疾病研究所开展慢性呼吸系统疾病临床研究；暨南大学附属复大肿瘤医院徐克成院长报道了氢气控癌的系列相关案例。这些研究都非常具有代表性，给我国在氢气生物医学研究领域的国际地位提供了重要支撑。

但是，氢气医学领域仍存在一些主要的问题。首先，研究者虽然发表了大量学术论文初步证明了氢气对多种疾病的潜在治疗效果，但是对氢气治疗疾病的分子机制还没有弄清楚，氢气发挥作用的分子启动点或者氢气的作用靶点不明，更不能解释氢气产生作用的分子机制。此外，由于氢气治疗疾病的证据仍然不够坚实，尚不能将氢气作为一种临床疾病治疗方法进行应用推广。因此未来氢气医学需要解决的重点问题就是弄清楚氢气作用机制，开展大规模双盲安慰剂临床对照试验以确定氢气的临床治疗地位。

19. 氢气医学效应是否真实？

具体说，虽然1975年美国科学家就证明了高压氢气具有治疗皮肤癌症的作用，但氢气医学效应在2007年才被日本学者发现。氢气是非常重要的气体，也是被充分研究的气体，为什么在此之前就没有人发现其医学效应呢？或者说,氢气医学效应是否真实?

严格意义上讲,即使氢气小剂量效应也并非是最近才发现的。因为 60 年前就有人证明电解水的作用,而今天我们也确定电解水的作用基础就是水中的氢气。2007 年只是证明这种效应的基础是氢气的作用,所以这种作用或现象早已开始研究,只是没有找到正确的答案。电解水会产生氢气,而具有疾病治疗作用的电解水恰好是产生氢气的阴极,那为什么早期研究忽视了氢气? 有两个原因,一是氢气是相对惰性的气体,其活性似乎不足以能产生生物效应。二是氢气非常难溶解于水,电解过程氢气大部分以气泡形式释放出来。因此氢气的活性低、剂量低,这可能是电解水中氢气的作用被长期忽视的原因。令人遗憾的是,1997 年著名电解水研究学者白钿教授在对电解水的抗氧化作用研究中,采用含氢分子的水作为对照,竟然没有发现氢气的效应。

氢气是一种典型的生物学气体,但由于在高等生物系统中的地位比较低而容易被忽视。一种物质是生物分子的定义是它由生物所制造,并对生物产生一定的影响。多种多样的代谢物也是典型的生物分子,如蛋白质、核酸、糖、寡肽、氨基酸、核苷酸及各种有机酸等有机物。生物体内产生的生物分子是一个十分庞大的群体。代谢组学是一种专门研究代谢分子的工具。采用组学方法研究也说明代谢物的复杂性,人们很难对单个分子进行全面的功能解析,因而大量生物分子的功能是未知的。氢气虽然已被深入研究,但是这种分子由于体积小,扩散能力强,一般的研究方法很难保证分析准确,如果不进行专门研究,甚至识别和分析都很困难。这也见于其他生物气体分子,例如一氧化氮研究首先发现的是它来自血管内皮细胞能扩张血管活性的物质,许多年后才追踪到一氧化氮分子是产生这种效应的基础。对一氧化碳和硫化氢的研究则主要是参考了一氧化氮的研究后主动去寻找的。这些生物分子的发现也都是比较近的事,而这些气体相对而言比氢气更容易发现,因为这些经典气体分子的生理功能强。例如一氧化氮是血压、免疫和神经系统功能的基本调节分子,正常生理功能不能离开这些分子的存在。氢气的生物学地位远远没有达到上述生物气体的地位,至少目前尚未发现氢气对生物体不可或缺的生理功能。

但从生物进化角度来看,氢气有比较高的生物学地位。例如氢原子是组成有机物的基本成分,氢气是复杂生物分子进化的关键原料,氢气对真核生物的进化也可能具有重要作用。对于今天的低等生物,氢气仍然具有代谢核心地位。其中比较典型的如人类的肠道内细菌,不仅存在大量能合成氢气的细菌,也有多种能利用氢气的细菌如产甲烷菌和硫化菌。对氢气代谢的研究,学术界比较重视的是生物制氢技术的研究,但这些研究主要考虑把氢气作为能源看待,没有从生物学意义上考虑氢气的作用。

20. 氢气研究历史已久,医学效应为什么才被发现?

人类研究氢气的历史很长,但一直没有认识到氢气的医学效应。更让人难以理解的是,氢气医学效应发现前许多年,潜水医学一直在研究氢气对人体的安全性,就是反复使用氢气观察对人的影响,竟还没有发现氢气具有治疗疾病的作用,这着实让人感到难以理解。今天就探讨一下这个问题。

简单回答,是因为"没想到",或者说所有人都没有这个想法。氢气从1671年被偶然发现后,300多年来物理和化学领域对氢气进行了非常全面深入的研究,但氢气具有疾病治疗效应的发现历史比较短。如果按照2007年发现微量氢气治疗疾病从而真正奠定了氢气医学方向来计算,历史只有十多年。也有人提出,氢气医学的历史应回溯到1975年,标志是《科学》杂志上发表了美国学者关于氢气治疗癌症的研究。即使是按照1975年计算,相对人类对氢气物理化学方面300多年的研究,氢气医学研究的历史也十分短暂。

在长期的潜水医学研究中,包括大量的动物和人体吸入氢气也未曾发现氢气可治疗疾病。主要原因是潜水医学研究的是氢气的安全性,与疾病治疗并没有直接关联性。也就是说开始的研究不是为观察治疗疾病这个目的,研究目的不是治病,所以就一直没有发现。

因为潜水医学研究目的是安全潜水,这导致在研究过程中忽视了氢气可能的疾病治疗作用,甚至发现一些表现也会被认为是意外,会被故意屏蔽。甚至1975年发现了高压氢气能治疗癌症,人们也没有意识到氢气的医学应用价值。表面上是技术难度,本质上是没有把氢气治疗疾病当回事,所以也完全没有考虑剂量效应关系,不会想到微量氢气也可能有治疗作用。2007年的研究应该是具有革命性或颠覆性的发现,与1975年的研究没有关联。所以笔者认为,2007年的发现才是氢气医学的奠基性工作。

现代医学研究是假说驱动。假说就是在逻辑上可能正确,在没有证据证明正确前只能算假说,或假定如此。但是提出假说一般是根据过去研究进行理论推测,如果根据过去研究积累,无法从理论上推论出这种可能,这样的凭空想象的假说都不被认可,一般也不容易被提出。潜水医学研究氢气是认为氢气对人可能非常安全,这也是一种假说,研究目的是用证据证明这种推测的确定性,证明氢气能满足潜水技术的需要。所以从假说到最终的目的,与氢气治疗疾病都没有丝毫关联。潜水医学研究没有发现氢气治疗疾病是必然的结果。

技术上,现代医学研究都需要研究技术,并不是靠简单观察,这导致很难获得非研究目的的现象。研究安全性需要的观察指标是生理指标是否能保持稳定,或者说观察的核心目标是希望看到氢气对人没有任何效应。没有任何效应才是最安全的前提和最好的体现。有治疗效果的药物,与没有任何作用的物质,这是风马牛不相及的事,所以导致研究者完全没有注意这一现象。

针对医学效应或疾病治疗效果的研究,并不只是简单的观察,也需要一些观察指标。特别是对疾病和损伤的治疗,观察对象是疾病损伤个体。潜水医学研究观察的安全性则是针对健康个体,健康个体恰好对氢气的反应非常微弱,几乎难以被识别出。

2007年的研究具有必然性和偶然性。必然性是因为这个时期人们对抗氧化有了选择性的需要,人们有寻找选择性抗氧化物质的需要,选择抗氧化就是还原性比较弱,但拥有更理想的抗氧化效果。偶然性是有一家氢水企业出资请求学术机构开展氢气治疗疾病的研究,结果这种现象就被发现了。

所以,过去氢气医学效应没有被发现,是因为科学家没有想到这种可能,对氢气了解非常多,过于熟悉,产生灯下黑的现象,明明应该考虑到,可就是考虑不到。

21. 氢气医学产业发展现状如何? H₂

有大量研究证据表明,氢气对疾病治疗和健康具有促进作用。在这些研究基础上,结合氢气的物理化学特点和生物学效应剂量要求,人们相继研发了多种氢气医学健康产品。随着这些产品的不断推出,逐渐形成了氢气健康产业。从基本产品类型考虑,氢气健康产品有氢水、氢气和食品三类。氢水的产品类型最多,有包装水、水杯、水机、沐浴机和泡脚盆,可谓琳琅满目。吸入氢气主要有纯氢和混氢两种模式。食品类主要有硅、氢化钙和氢化镁三种基础原料。目前市场上最成功的产品是氢食品,其次是最成熟的氢水产品电解氢水机,最热闹和最有潜力的是各类氢水产品。吸入氢气则是最有希望进入临床应用的。

氢气医学起源于电解水技术,电解水产业经历半个世纪的发展,已经改头换面。日本有多家电解水机品牌比较好的产品,分别是松下、多宁(Trim)、Anagic。其中多宁和 Anagic 的市场占有率比较高,在许多国家都有销售。中国在 20 世纪就从日本和欧洲引进了电解水技术,也有一些相对好的品牌,主要分布在广东省,如广州赛爱、佛山卡沃罗、深圳好美等,但没有取得像日本产品那样的成功。随着氢气医学研究的快速发展,电解水企业都相继把电解水机改名为电解富氢水机。

氢气产品中的基础款即为包装氢水。氢气医学效应发现前,产业领域就开始制造饮用氢水。氢气效应发现后,产业领域对氢水进行了不断改进,特别是在氢水密闭保持包装技术上,开始采用塑料旋口包装,但由于旋口会缓慢泄漏氢气,所以无法长时间保持足够气密性。因此后来改用无口袋包装技术,如铝罐旋口瓶,玻璃瓶铝盖和易拉罐等技术。最后发现易拉罐包装和旋口铝罐两种包装最为理想,不仅美观而且气密性好,更易于被市场和消费者接受。氢水制造方面,各种方式的纳米气泡气液混合技术成为主流。纳米气泡技术不仅溶解度高,且稳定性高,适合大规模生产分装。国内包装氢水产品比较有代表性的是北京活力氢源和沈阳氢国氢城等。氢水衍生产品是氢水杯和氢水机。氢水杯一般都是小型简化版电解水机。开始由于技术问题,容易出现漏水,产生过氧化产物等问题,后来采用膜分离方法解决了上述问题。但由于技术门槛不高,存在过度竞争,打价格战的问题,导致该技术研发积极性不足,可能成为被市场快速淘汰的产品。有一些企业则能稳扎稳打,设计出接近物理溶解的产品或可以加热泡茶等的产品,仍然具有一定的相对竞争力。随着氢气效应的发现,结合氢气制备和纳米气泡等方式,逐渐研发出以物理溶氢为核心的新型氢水机。比较典型的产品有上海纳诺巴伯。另外一种衍生产品是泡脚盆。这种产品被许多直销、会销企业作为制胜法宝。因为是泡脚用,对水质和产品性能没有很高要求,产品的制造成本比较低,结合各种效果宣传,企业获得比较好的经济效益。泡脚盆也是许多氢气健康体验店的主打产品。全身沐浴用氢水机有两种类型,一种是利用过去的电解水机,另一种是利用纳米气泡技术结合产氢机。目前后者成为主流产品,但仍然没有形成比较大的市场规模。吸入氢气设备有两种基本类型,一个是氢氧混合气,典型企业是上海溓美医疗。另一个是纯氢气机,有许多家企业生产这种产品,如上海纳诺巴伯、佛山卡沃罗、济南华强等。纯氢吸入时,吸入的空气被氢气稀释会降低氧浓度,导致相对低氧。因此氢气吸入的供气量不能过高,一般不能超过 1 升,对肺活量低的情况这一要求更高。氢氧混合气设备提供的气体组成一般是 66% 的氢气和 33% 的氧气。由于提供的氧气浓度高于空气,一般不会引起低氧。可以获得更高的氢气摄取量是其优势,但在使用安全性方面,氢氧混合气的安全性不如纯氢气(混合气的氢浓度在氢气燃爆范围内)。不过需要强调的是,氢气有效剂量到底多少最佳,目前尚缺少比较全面准确的数据。哪种方式更好,现在下结论仍然过早。氢气食品中,氢化钙目前的产品已经很多,大部分都是从日本进口如上海全人生物科技有限公司的氢化珊瑚钙。氢化镁的生产技术含量更高,并且受镁离子摄取量的限制,目前进入市场的镁食品并不多见。

22. 氢气使用方法的发展趋势 H₂

随着氢气医学技术的发展，人们相继建立了吸入氢气、饮用氢水、氢水沐浴、局部贴附和口服胶囊等多种方法。在使用中也逐渐摸索出一些经验，结合这些经验和理论分析，我们认为，氢气的使用应该多种方法联合才能取得最理想的效果。

许多人在实际应用中发现，采用多种氢气联合使用的方式，例如吸、喝、吃、泡等产生的效果会更好。我们知道，在临床药物治疗中一般比较忌讳多种方式联合使用，那为什么普通药物不可以而氢气可以联合？这是因为担心药物的累积造成不良反应，也有担心联合用药产生耐药的问题，所以一般口服的药物不会同时在局部用药，注射的药物也不会同时口服。

氢气之所以可以多种方式联合使用，主要有三个原因，一是因为氢气没有毒性。除了高压吸入，在目前的氢气使用方法上，几乎没有剂量上限，即使联合使用也不会带来毒性的问题，这是联合使用的重要前提条件。二是氢气容易扩散，这使氢气难以维持足够剂量，当然也不会产生积累。例如喝氢水或吸入氢气停止后 1 小时，身体内氢气几乎完全可以通过呼吸和皮肤等释放出来。这样的不利后果是氢气不能产生维持性有效浓度，克服这种不足的方法就是联合应用，例如吸入过程维持全身氢气剂量，喝氢水可以在胃肠道产生高剂量，而沐浴则可以在皮肤上提供高浓度。联合多种方法可以有效延长氢气在身体内的维持时间，发挥更有效的作用。三是氢气具有多种使用方法和多种作用方式的特征。例如饮用氢水对消化道疾病的效果优于吸氢气。而呼吸方式对心肺脑血管疾病的效果似乎更理想。氢气洗浴对皮肤病的效果也超过吸入氢气的作用。眼睛的疾病则可以考虑采用滴眼液的方式。此外，还有一些更大胆的方式如使用皮下和特定组织注射氢气，甚至有通过肛门注射氢气的方法。这些方法虽然理论上可以使用，但技术本身存在安全风险，一定要谨慎小心，人体研究也需要经过严格的伦理学评估。

23. 氢气医学后临床时代的发展趋势 H₂

2020 年 2 月 3 日,随着上海潓美医疗氢氧雾化机被中国食品药品监督管理局批准为三类医疗器械,氢气作为临床治疗方法首次获得机构正式认可,这是氢气医学历史上具有突破性的事件,也将对氢气医学的未来发展产生重要影响。氢气医学产业和学术研究都将进入后临床时代。

氢气医学以后会有哪些变化和趋势,这里简单谈谈个人看法,以抛砖引玉。

1) 对氢气医学效应的确定性不需要再争论

要获得国家机构认可首先是对其医学效应的认可。氢气作为临床治疗方法首次获得机构正式认可,这是对氢气医学效应的认可。氢气虽然只是对慢阻肺急性发作有辅助治疗作用,对其他疾病的治疗仍然需要进一步验证和研究,但是万事开头难,氢气医学的第一步已成功迈开,给将来更多适应证的应用提供了借鉴和可行性的证据。

2) 大量产品的跟进研发

如上所述,氢气医学虽然仅获得一种疾病治疗的认证,但氢气治疗疾病的基本机制是抗炎症抗氧化损伤,这意味着对更多疾病,对与炎症关系密切的疾病都可能有效。从研究路线上考虑,许多企业会走仿制路线,首先考虑对同一疾病和适用情况进行认证,随后是对同类疾病,例如对哮喘、支气管扩张和肺动脉高压等呼吸系统慢性疾病开展研究,当然也有可能对病理生理学基础类似的疾病开展研究。

3) 对其他氢气相关健康产品的影响

从历史角度,氢气吸入的方法提出的历史比较短,而氢气医学效应的学术源头来自电解水,电解水的衍生产品是氢水,也有氢气胶囊、氢气吸入等相关技术。氢气医学研究对这类产品的认证工作也会产生正面推动作用。

4）对氢气效应机制研究的影响

氢气治疗方法获得临床认证，让氢气医学研究的实用性获得认可，这更增加了研究氢气效应机制的必要性。原来只是将可能获得临床应用作为依据，将寻找其效应机制作为科学兴趣，但今后开展氢气效应机制研究可以明确说是一种临床应用技术，但因为对其作用分子基础不够明确，所以有必要开展深入研究。

无论哪种改变，都改变不了氢气医学效应的本质。如果氢气医学没有临床价值，早晚都会被淘汰。相反，如果氢气医学效应真实，就能经得起考验，氢气医学有应用价值就有生命力。

我们相信，氢气医学价值足够大，氢气医学一定有生命力，氢气医学一定能成功实现为人类健康守护神的目标。

24. 如何最有效掌握氢气医学文献？

学术研究离不开阅读文献，氢气医学学术研究当然也离不开氢气医学文献。从事研究的学者一般都掌握阅读文献的基本方法。但是，氢气医学作为一种应用性技术，许多对其有兴趣的人并不一定都是研究人员。这部分同行对氢气医学文献有兴趣，也有研读的需求。虽然不一定阅读全文，至少对论文摘要和综述文章有比较大的阅读需求。阅读相关文献对于准确把握氢气的应用前景，对理解和解释氢气医学效应现象，更有效推广氢气医学理念，都十分必要。文献阅读主要包括查找文献和阅读文献两个方面，这里从信息检索和信息理解角度，给大家进行简单介绍。

1）查找氢气医学文献

氢气医学是一个小学科方向，到今天也只有不到 2 000 篇核心文献。所以完全可以采用全面文献检索策略，就是把所有核心文献都收集全。文献信息至少要收集到文献目录和摘要。因为文章数量不多，实现目的不是非常困难。为了帮助大家，我们过去也对 2018 年以前的文献进行过年度汇总，在"氢思语"公众号中也有过介绍,完全可以直接使用。

但是氢气医学也是一个正在发展的领域,几乎每天都可能会有新文献。不过,只有学术研究有必要随时掌握最新进展,其他领域不需要那么及时,或者可以通过我们获得二手信息。如果对获取新进展有兴趣,建议通过各种文献数据库进行注册跟踪。例如在 pubmed 上注册每天发送文章题目中含有"氢"(hydrogen)的新文献。当然这会有大量无效信息,因为如过氧化氢、氢原子和硫化氢等方面的文献也都会一起送来,只有 1%~5% 是氢气医学相关内容,需要进行人工检索。

这样做的好处是不容易错过新文献,但会浪费一些时间。也可以通过谷歌学术检索 2007 年日本太田教授文章被引用的新文献。可以注册邮箱更新通知,那么只要有新文献就会发送到邮箱。因为几乎所有氢气医学文章都会引用 2007 年的这篇文献。为避免遗漏,也可以对最早一些经典文献进行同样的检索。通过这两种途径,基本上可以获得 98% 以上的最新文章。

2) 如何阅读氢气医学文献?

氢气医学文献大多数有三种语言,英文、中文和日文,极少数采用韩、俄语。我们需要能理解文字,最好能直接阅读原文,如果语言有难度,可以用翻译软件翻译为中文,但要小心软件翻译会存在不准确的问题。所以对重要信息一定要看原文,减少理解偏差。

不同类型氢气医学文献有不同意义和价值。从读者角度来讲,文献意义也有很大区别。氢气医学研究一般分为基础和临床研究两种类型,基础研究的目的是探索氢气可能的治疗效果,氢气治疗疾病的道理,氢气生物学相关问题解答。临床研究则主要明确氢气对人类疾病的治疗应用价值,其中包括人体安全评估。

当今生物医学研究本身也存在缺陷和不足,例如对氢气效应研究一般属于临床前研究,或者是转化医学研究,最终目标是尝试有效,为临床应用奠定基础。这方面文献研究核心应该是明确治疗效果,确定理想给药方式,给药剂量等问题。至于产生效应的分子基础,并不是这类研究真正应该关心的问题。

对于某种确定的新现象,我们希望了解背后的分子基础,这属于兴趣相关研究,当然是科学研究的类型。但围绕机制和现象分子基础的研究,现在逐渐变成学术研究的标配。之所以这样,主要是因为发表高水平杂志论文的需要,让一个研究显得高大上,并不是学术逻辑的结果。所有研究都深入分子水平,其实是忽视了回答更重要的问题。氢气医学研究前提是这种气体的医学应用。如果不围绕这个问题研究,很容易产生无病呻吟,很容易导致学术泡沫。

氢气医学更重要的研究是人体效应研究,或者是临床研究。这些研究对氢气医学的应用才有更重要的意义,因为人体研究的临床证据级别往往更高。即使是小规模非严格对照研究,其证据级别都超过动物实验结果。当然最好的临床证据是多中心双盲安慰剂对照研究,氢气医学研究这种高级别的研究并不多。但是从学术深度来说,临床研究往往以经费和条件为基础,关键是追求高质量的临床证据,并不注重特别的创新性。

3) 读"氢思语"公众号文章

如果你一方面希望了解氢气医学,又不愿意费心检索和阅读文献,那么最便利的途径就是阅读"氢思语"公众号文章。过去多年国际上发表过的氢气医学文章,在其中基本上都有介绍。对于最新进展,"氢思语"也会不断跟踪介绍,所以要了解新进展,只需要每天读"氢思语"的文章就可以。这种方式的优点是不用费心学方法,没有语言不通的问题。当然这种方式的缺点也很明显,因为能力和知识的限制,"氢思语"公众号上的相关信息不一定能表达得非常准确和全面。有时候会有个人观点,可能导致主观或错误的情况。

25. 氢气医学应该如何定位?

说到氢气医学,简单理解是氢气治疗疾病。但是氢气能治疗什么病,在什么情况下治疗,具体如何使用,这些都是尚未被充分解决的问题。所以氢气医学更多的是概念,而不是完全成熟的技术。当然我们长期的目标是把氢气医学技术推进到临床疾病治疗中。

不过,我们可以憧憬一下,氢气将来能成为什么样的治疗工具。

阅读美国著名神经疾病华人学者张和教授的《卒中茶后(120)脑出血基础研究情结:血浓于水》文章,笔者对其中一些看法非常赞同,也深受启发。今天参考他的观点,谈谈氢气医学的定位。张和教授也是美国发表氢气医学研究论文最多的学者,尤其是在氢气治疗中风的基础研究方面有许多原创贡献。

1) 氢气能治疗什么病

我们以脑出血为例聊一下这个问题,脑出血是中风的一种类型,是严重的高死亡率疾病。研究这个疾病的科学家有两种,一是医生,二是基础研究学者。医生往往把重点关注在如何挽救生命这个目标上,基础学者关注的则是这个疾病病理生理学过程。但是随着医学基础研究的规范化和力量的增强,越来越多的人研究其病理过程,反而忽视了医学救治的初心。脑出血一旦发生,必然会有三种结局,大量严重出血的迅速死亡、中度患者可能也会死亡、少量出血不治而愈。大部分患者的细胞功能可能会部分恢复部分残疾。临床医生当然是希望把严重的救活,中型的采取积极辅助措施,轻度的可以让患者自己恢复。基础医学研究则对脑出血后神经组织甚至细胞的病变开展细致研究,考虑出血后哪些因素导致了细胞的损伤和死亡,最后找到三个共同的病理因素,就是炎症、氧化和细胞凋亡。于是根据病理分别提出如何对抗,以实现保护脑损伤的目的。但是回头看临床,严重的患者救命是关键,抗炎症抗氧化完全要靠边站。轻型的患者能够自我恢复,治疗显得多余。工作重点最多的是放在中型的患者上,最可能的价值就是辅助临床减少损伤的程度。

氢气的医学作用是抗炎症、抗氧化。其实因为氧化和炎症是许多疾病的病理基础,就是在组织细胞层面,只要有疾病就几乎必然发生炎症和氧化,当然更恶劣的就是细胞死亡了。这是氢气治疗疾病的基础,这也是氢气涉足于医学研究的必然。氢气能产生对抗组织细胞层面上的病理过程,能产生效果,但对挽救生命,还是要靠临床综合措施。

氢气医学千万不要抢风头,尤其是不要抢临床医生的功劳。严重的用不上,轻的不需要,最多是给中型患者帮帮忙。这是整个医学研究的宿命,也是氢气医学应该寻找的定位:有所为,有所不为。

2) 如何看待氢气医学研究

许多研究是为发表论文,对培养人才、宣传氢气医学有帮助,但并不能解决真正的科学问题。学术研究的目标是解决科学问题,但是今天的学术研究已经职业化,已经成为许多科研人员证明自己能力、表现自己优秀的智力竞赛。氢气医学研究也是许多普通科研人员的一种研究领域,也无法逃脱这种现实。

氢气医学只有两个核心科学问题,一是氢气为什么能产生作用,二是氢气能有什么医学应用价值。前者没有成熟的路线可跟随,必须有大智慧者突发奇想,或豁然开朗的研究思路。后者需要大量研究经费、耐心细致的基础和临床研究,明确能治什么,如何使用,如何进行效果评价等问题。但是我们看看,又有多少研究符合这个逻辑,又有多少论文不是沦为科研工作者自己的智力竞赛题。

无论如何,氢气作为一种医学工具,因为具有简便性、安全性和可用性,一定有其应有的医学地位。这种地位虽然不一定超越其他许多手段,但是氢气会以其特有的品质特征,有别于其他手段。人们切不可过于夸大其效应,神话其作用潜力。

26. 氢气临床应用路在何方? H₂

2020年8月18日,上海交通大学举办了氢气医学论坛,笔者很荣幸第一个做大会报告,主要对氢气医学的发展现状进行了简单汇报。会上北京工业大学马雪梅教授提出这样一个问题:"氢气医学临床应用研究,哪种疾病最有研究前景?"。笔者当时没有给出满意的答案,现在静下心思考这个问题。

笔者对马雪梅教授问题的理解是,氢气治疗疾病的研究很多,具有潜在治疗作用的疾病类型非常多样。例如常见的代谢性疾病如糖尿病、动脉硬化、阿尔茨海默病、帕金森病，也有少数研究治疗癌症，还有更多概念验证性研究如对各种组织缺血再灌注包括器官移植损伤，药物毒性方面研究也比较多。虽然看起来氢气治疗疾病的类型很多，甚至有包罗万象、包治百病的感觉，但是氢气最终能成为哪些疾病的治疗工具，其实很难以预测。

1）氢气药物研究的困境

一种分子要成为药物，首先要靠治疗效果。氢气看起来对许多疾病都能产生有效作用，但证据大多是来源于细胞学和动物疾病模型中的。虽然也有许多人体试验研究，但其效果并不都让人满意，例如对糖尿病的临床研究虽然部分很有效，但有效比例和有效强度都不够，更不要说有的研究还存在争议，例如关于帕金森病的研究，不仅无法摆脱安慰剂效应的干扰，还有研究发现氢水并不能产生与对照组相比显著的效果。要让氢气成为令人信服，让医生和患者主动选择氢气，是比较困难的。

今天的国际药物开发仍然是商业化利润驱动的研究，基本上都是由国际大型药物研发企业所控制。药物研发资本首先关心的是新药能否带来丰厚利润，并不优先考虑其治疗效果。一些有效但不能带来利润的老药，例如青霉素，药厂连生产的动力都没有，更不要说研究投入。氢气即使能治疗疾病，但由于这种气体生产制造工艺都已经成熟，无法从氢气使用本身获得丰厚的预期回报，所以很难进入这些真正有研发实力的企业的法眼。笔者10年前就和某一个国际大型药物研发机构讨论过氢气医学，他们告诉笔者，氢气并不适合作为药物进行研究。因为氢气即使研究成功，但没有制造和使用专利的保护，制造成本低，也无法获得高定价，没有办法弥补研发成本。有朋友私下告诉笔者，从事氢气医学应用领域研究的企业，要么是判断失误，要么是为人类健康贡献自己的有情怀的善人。

2）如何突破困境

既然存在这样的困难，研发企业如何才能解决这个问题，这就涉及操作思路了。氢气的人体安全性决定了这种工具的普适性，作为健康医学工具，只要在操作使用上避免风险，这种工具完全可以进入寻常百姓家。也就是说,氢气未来的市场在百姓家庭,不是高大上的医疗机构。那么成为寻常百姓家中的日常健康管理工具,才是真正合理的目标。当然如果今天把氢气吸入作为三类医疗器械,在医疗管理越来越严格的趋势下,氢气吸入要正大光明地作为家庭医疗设备,存在巨大的困难(三类医疗器械一般只在医疗机构使用)。比较合理的是降低其认证标准,例如作为二类而不是三类医疗器械,这就需要在国家管理层面,提出能为人类健康服务的模式创新路线。

不过氢气吸入医疗设备进入家庭难度比较大,目前能主要推进的日常使用方法除了氢气外,饮用氢水、口服氢气食品、氢水沐浴等都相对容易进入市场和家庭。

3)有望取得突破情况

虽然氢气临床应用研究不容易,但临床认证是提升氢气医学研究品质的重要抓手。我们不会放弃这方面的努力和呼吁。为了减少风险,提高成功率,对主流疾病如脑血管病和癌症应该坚持曲线进攻路线。例如对癌症治疗的研究,笔者认为真正合理的路线是作为消除癌症不良反应的辅助方法。经典的癌症治疗如放疗、化疗、免疫治疗方法几乎都普遍存在严重不良反应,而目前也缺乏抵抗这些不良反应的针对药物和方法。氢气作为一种广谱的抗损伤因子,完全有可能在这方面有所作为。一旦成为辅助疗法,就具有应用于各种癌症患者的路径。随着数据积累到一定程度,就可以获得是否能提高患者生存质量甚至延长生存时间的证据,最终氢气有可能从辅助性替补上升到主力队员。

对无药可用的疾病,氢气可成为主要的研究领域,例如氢水对便秘的治疗,氢水沐浴对难治性皮肤病的治疗,吸入氢气对睡眠改善的治疗等。这些医疗问题普遍缺乏针对性疗法,即使氢气并不能彻底治愈,只要能产生对患者生活质量带来切实的改善价值,完全有上位的可能。一旦取得成功,对原本就缺乏手段的疾病也就更容易为医患接受使用。

同样是慢性病,糖尿病、高血压和高血脂都有比较多的对症效果理想的治疗药物,氢气要进入这种类型的疾病,只能走辅助路线。但是对阿尔茨海默病这种基本无理想药可用的情况,氢气的研究相对容易取得成功。当然所有这些都是建立在氢气确实能产生疗效的基础上的，否则就无从谈起。

27. 氢气医学那么好，为什么仍有人不认可？

任何一个说法，都可以找到反驳的角度，著名科学家做一些研究，也难逃有人存疑。再加上科学本身带有不确定性，科学成立需要特定条件，如果不按照规矩，只去找别人的漏洞，那么谁都不是完美的。

一直有不少人反对氢气医学，包括一些著名学者。例如有人认为，氢气医学研究者都是一些不入流的学者，所以研究内容不可靠。这肯定是一种不讲理的说法。一种研究或理论是否可靠，不能用学者的地位和档次来评判，只能用证据和逻辑进行反对。也有人引用一些学者或媒体的观点，说氢气的医学作用多数是动物和细胞学研究证据，不能说某氢水产品就有同样的效果。确实是这样，离开了具体场景就不能随便得出结论。认真一点的态度是，这种没有效果的说法也是需要有证据的，例如你认为这种产品氢气浓度没有达到研究的情况、拿出的产品剂量不能保证有效等，不能简单否定其说法，否则会让人有不讲理的嫌疑。

也有人说，今天氧化剂有效果，明天还原剂有作用，氧化和还原相互矛盾，怎么氧化和还原都有效呢？这是一种生物学基本知识不足的表现。化学上，氧化还原是一对矛盾，但在生物学上，氧化和还原其实同样重要，具体作用需要不同的场景。例如杀死细菌的抗生素能治疗细菌感染，但是抗生素也会破坏人体的菌群平衡。现在我们特别强调菌群对健康的重要性，使用抗生素一定要慎重。但是并不等于我们绝对不用抗生素，如果发生了细菌感染，我们仍然会使用抗生素，但如何使用是需要讲究的。氧气是典型的氧化剂，缺少这种氧化剂，人是无法生存的，所以有时候我们会吸氧治疗疾病，吸氧就是典型的使用氧化剂的情况。但是别忘记氧气也是有毒的，过度吸氧尤其会显示这种物质的毒性，所以吸氧是需要讲究方法和剂量的。在患病的情况下,氧化过度成为主要矛盾,许多本身是重要信号分子的活性氧变成了对身体有毒的自由基,对这些有毒自由基,我们就需要适当采用抗氧化手段。氧化和还原在生物体系中是一个平衡对,类似酸碱平衡。理想的治疗工具是在不破坏氧化还原平衡情况下,尽量减少氧化损伤的发生。氧气持续供应可维持氧化张力,对需氧生物氧气的供应是时刻不能缺少的,所以我们说没有氧气人活不了。但是氧气作为氧化剂,在能量代谢过程中,仍然不断会产生过度氧化副产品,这些过氧化物或活性氧本身也具有生物功能调节作用,需要有一定量的维持。如果这种物质产生过多,则会导致氧化还原平衡的破坏,这时候就需要抗氧化的策略。所以对生物来说,氧化和还原都是工具,不同情况下都能解决问题甚至治疗疾病,并不矛盾。如果说吸氧是氧化剂,吃饭就是提供最基本的还原底物,吃饭和吸氧哪个都不能少,这是人人都明白的道理。

氧化和还原也可以以发动机为例说明,发动机正常工作需要氧气和汽油两种原料的供应,而且需要协调才能正常工作。氧气和汽油分别是氧化剂和还原剂。即使这样,也有燃烧不彻底的问题,长时间会产生积碳。如果在系统中加入氢气,则可以减少积碳的产生,这种方法已经有人使用。即使已经有积碳,使用氢气燃烧的高温,也能把积碳去除。这个比喻当然不能代表生物体系,但情况有类似性,可方便大家理解。

氢气的优势是什么?有两点:一是有效。这已经有非常多的研究证据证明,不仅是细胞和动物研究证据,而且有许多人体研究证据;二是安全。氢气的安全性是超过氧气和空气的,几乎没有任何毒性。当然我们不能说氢气绝对不会有不良反应,因为只要有治疗等生物作用,在不同场景下都有可能产生不良反应,只是我们现在还不了解这种不良反应是什么。氢气作为一种安全的理想的选择性抗氧化物质,调节氧化还原平衡是值得信赖的。

好东西不一定都说好,不一定所有人都认可,好不好最终只能靠证据靠时间来验证。所谓真金不怕火炼,氢气是真金,就不怕质疑,不怕有多种声音。

28. 为什么要宣传氢气医学？ ⓗ₂

2007 年，日本学者在《自然医学》发表论文，证明呼吸氢气对动物脑缺血再灌注损伤具有治疗作用，这一研究提示氢气对中风具有治疗作用。后来日本国防医科大学初步临床研究证明，注射氢生理盐水对人类脑干缺血具有一定作用，进一步表明氢气对人类中风有一定治疗潜力。

看到这样的描述，我们是否觉得，氢气是一种可以治疗中风的药物。但是笔者要明确告诉大家，这些研究虽然说明氢气可能对脑缺血或中风有治疗价值，但是并不足够证明氢气可以治疗中风，或者说氢气虽然可以治疗中风，但远远没有达到药物的标准或要求。退一步讲，研究都是针对缺血再灌注过程，即使对缺血脑损伤治疗有效也只是对急性损伤过程，不等于损伤发生后仍然继续有效。例如患者中风后很久，遗留的偏瘫没有恢复。此时理论上使用氢气对脑缺血后偏瘫后遗症不会产生针对性的治疗作用。

不过，许多中风患者都存在代谢综合征尤其是糖尿病、血脂异常和动脉硬化等众多问题，这些诱因不排除患者仍然有再次中风的风险。这些问题的存在对脑组织代偿性康复也有影响，非常不利于患者的康复。临床研究证据表明氢水对代谢综合征的作用。从这个角度来讲，氢气又能用于中风后患者，或者可以说氢气对偏瘫患者的康复有好处。

我们说目前研究不能证明氢气可以作为治病的药物，是因为动物实验不能作为人类疾病有效的依据，临床初步研究也不能作为药物的标准。既然现在的研究没有证明氢气可以治疗中风，为什么仍然要宣传氢气对健康的促进作用？

宣传氢气医学，是对整个氢气医学研究的综合判断。从学术角度考虑，氢气医学效应是一种新发现的颠覆性现象，这种现象背后的秘密仍然不清楚，大力宣传氢气医学，吸引更多有志于氢气医学机理研究的学者十分必要。从应用价值角度考虑，氢气虽然对人类任何疾病都没有达到临床药物的标准,但是对许多疾病都显示出治疗潜力。例如只临床研究就包括脑缺血、肿瘤放射治疗不良反应、类风湿、代谢综合征、尿毒症、运动损伤、雾霾导致的呼吸道症状、运动疲劳、帕金森病,涉及的临床病例患者达到数千人,有更多临床研究正在进行中。细胞学和动物实验结果更证明,氢气对100多种疾病和损伤有治疗价值。

这些临床和基础医学研究告诉我们,氢气确实非常有可能对许多疾病具有治疗作用。大量氢气使用的案例也说明,氢气给许多患者带来不可思议的治疗作用。更重要的是,我们对氢气的安全性有非常充分的认识和绝对的信心。氢气这样一种不会给人带来危害,但是能带来许多潜在好处的手段,我们不应该等若干年成为临床治疗手段时再去宣传,有许多人愿意接受这种概念。接受这种概念就可能给自己、家人和朋友的健康带来重要好处。

宣传氢气医学的重要动力是能见到许多人身体健康状况改善。许多人会真诚地感谢宣传者,这也是对氢气医学研究和宣传的最大回报,也是坚持宣传氢气医学的力量源泉。

宣传氢气医学,造福人类健康!

29. 氢气医学值得研究吗?

氢气医学非常值得研究!

一个研究领域和方向是否有价值,主要从两个方面考虑,一是这个领域是否存在需要解决和回答的科学问题。二是这些研究是否有价值。

在科学问题方面,氢气治疗疾病的理论基础是选择性抗氧化。但是这种作用机理一方面证据不够充分,另一方面也不能全面解释氢气的所有效应,这需要提出更多理论和采用更多研究技术开展深入研究,只有不断深入研究才能逐渐接近真实,才能全面认识和解释这种新发现现象背后的逻辑。氢气医学理论存在许多具体需要回答的问题。例如,哪些物种和细胞具有合成氢气的能力？这些细胞合成氢气的影响因素和条件是什么？哪些细胞具有分解和利用氢气的能力？氢气对正常细胞是否可产生影响，或氢气对细胞是否具有生理调节作用？等等。

在应用方面，氢气医学是具有明确创新性特征的新科学领域。氢气医学主要研究使用氢气治疗疾病的理论基础和临床应用技术，无论是氢气治疗的理论，还是氢气应用的技术，都存在许多科学问题尚未解决，都是需要全面深入研究的内容。

围绕氢气的生物医学应用，需要研究的具体问题包括氢气应用的最理想场景、具有临床应用价值的疾病类型、氢气临床试验的独特性研究内容、治疗具体疾病的氢气最佳剂量和使用方法及氢气是否存在禁忌证。这些都是氢气应用非常重要的问题。

从证据方面也能说明氢气医学研究的可行性。自从 2007 年氢气生物学效应被偶然发现后，这一奇特现象立刻受到学术界的广泛关注。从事氢气医学研究的学术队伍不断增加，一些学术组织规模不断壮大，这也能说明其学术性公认度和理论价值。日本、中国和国际上都相继成立了氢气医学的学术组织，中国国家自然科学基金已经资助了过百项开展氢气生物医学研究的课题，发表的氢气生物医学研究论文有 1 600 多篇。中国有许多著名的院士学者从事氢气医学学术研究。这些都说明氢气生物医学学术研究是受到学术界认可和广泛关注的领域。应用方面，不仅有获得批准的医疗器械认证和参与新型冠状病毒性肺炎的救治，也有众多企业致力于开发氢气健康产品，饮用氢水、氢水洗浴、氢气吸入和相关食品相继问世并受到普通消费者的广泛认可。

总之，氢气生物医学有许多科学问题值得我们去探索，存在许多技术应用需求需要我们去实现，一大批同行学者已经走在路上并产生了众多学术和技术成果，学术界和社会对这一领域的认可和接受度不断提高。能有幸从事这种有意思又有巨大应用前景的学术研究，可以说是一种太好的运气。

希望从事氢气生物医学研究的同仁能以兴趣和应用为牵引，开展更多真正有价值的学术研究和技术开发。

30. 近期氢医学研究的国际动态 H₂

到 2022 年，氢气医学研究已有 15 年的历史，取得了许多成绩。以中国、日本、美国等国家的学者为主，发表学术研究论文 1 600 余篇、著作 10 余部。用多种疾病模型和人类患者开展预防和治疗相关研究发现，氢气对许多炎症和氧化损伤相关疾病具有潜在的应用价值，例如在运动损伤、慢性病防治以及癌症辅助治疗等方面都取得了比较好的效果。

最近氢气医学的国际动态主要有三个方面：

一是基础理论和机制研究。采用细胞和动物疾病模型方面的研究越来越深，系统性越来越强，这符合学术研究的一般规律。主要是氢气治疗疾病本身已经不是新思路和新现象，对这种被广泛研究的现象，只能从深度和系统性方面开展，否则难以在高水平学术期刊发表论文。在技术层面，最近结合纳米氢气供体材料的研究成为一个热点。这方面不仅在供氢方式上有多种思路，也可以联合材料的其他疾病治疗功能，例如热疗和酸碱平衡调控等方式。

二是越来越多的临床研究。这符合氢气医学可应用性的要求，氢气对人体安全，获取容易，应用潜力非常大，但是临床应用必须有符合标准的临床研究证据，这方面已经有许多学术机构和企业参与，表现为最近发表氢气医学论文中临床研究比例越来越多的趋势。

三是越来越多的国家参与氢气医学研究。中国、日本和美国本来就是学术研究规模大的国家。但同样研究规模的欧洲国家如英国、德国和法国，在氢气医学研究方面仍然比较少，最近几年这方面有所改变，但新参与研究的研究机构往往来自一些研究规模不大的小国。这也说明氢气医学研究仍然没有受到国际主流的高度认可。

总之，氢气医学已经成为一个研究领域，但仍然不是主流研究方向，在分子机制和临床研究证据方面仍然存在明确的问题，但这些都阻挡不了氢气在人类健康维护和疾病治疗领域的巨大应用潜力,也阻挡不了无数为氢气医学事业贡献生命活力的广大学者和产业人员的勇气。

31. 氢健康产业值得投资吗?

对于这个问题,笔者只能从一个研究人员角度,以及这些年对氢气医学产业旁观角度,谈谈个人的看法。

氢健康产业是一个非常值得投资的产业,不只是为创利,重要的是为信誉。但要提醒一下,目前为止大多数从事这个行业的企业还没有赚大钱,赔钱的比例比较高。所以没有十足把握,没有下定决心,没有足够的筹备,不要轻易投资这个领域。

笔者从 2007 年开始研究氢气医学效应,很快就意识到,氢气生物安全性非常高,对人体没有毒性,存在广泛的潜在生物效应,尤其是对炎症和氧化相关疾病的预防治疗效应。又因为氢气是一种方便简单的工具,人类早就掌握了大量制备技术,所以氢气绝对会对人类健康维护发挥重要的作用,甚至能掀起人类健康维护领域的一场革命。迄今为止,笔者以科学网、丁香园为网络阵地,通过科普讲座、学术研讨、课堂授课等各种不同渠道模式,广泛宣传氢气医学健康医学概念。主要就是因为笔者有上述信心,这样做是希望让氢气医学早日进入寻常百姓家。

当然笔者也很清楚,真要成就氢气医学的梦想,不能只靠学者们呼吁,更需要有产业界的支持,也就需要产业投资。那么从投资者角度看,这个领域是否值得投资呢? 这期间有许多的企业和有志之士参与到这个领域,最早是有企业从日本进口氢水和设备,逐渐有国内企业制造氢水产品和开发氢水生产设备,后来有氢水杯、氢水机、氢气吸入等产品类型。有的企业致力于将氢气作为临床疾病治疗的工具,有的企业则从家用角度切入市场。由于过去中国市场并没有氢气健康产品这个门类,日常家用产品都采用饮用水、饮水机、各种家用电器等模式准入,也逐渐找到自己的定位。无论是医用还是家用,这个领域都有少部分企业取得了很好的市场成就,许多产生了良好的社会经济效益。

可获得的信息提示,从事这个行业的难度很大,要想快速赚钱难度更大。这个产业难度大的原因主要是市场接受度比较小,尤其是两年前,人们对这个概念不了解,根本谈不上接受。最近两年,社会认知度逐渐提高,但是中国市场发展太快,大量不同层次的产品进入市场,存在产品质量不稳定,恶性竞争逐渐增加的趋势,相互恶意举报的情况也时有发生。虽然存在许多具体困难,但笔者仍然认为氢气健康产业是非常值得投入的。

首先,健康产业是未来产业,特别是对于经济社会快速发展的当今时代,氢气健康产业也符合这个大趋势。氢气的安全性高,存在多种产品类型,能适合和满足多种用户需求,是大健康产业中具有独特优势的产品类型。

其次,氢气健康产业可以获得感恩。做生意赚钱是一个基本逻辑,但在赚钱的同时让使用者发自内心感谢,这显然是比较高档次的生意。我们培训班上有学员曾说做这个生意容易上瘾,大概就是有这种因素。能赚钱的商人很多,但能做一种获得用户感恩的生意并不多。

最后,氢气健康产业可作为事业。氢气健康产业是一个不成熟的产业,需要改进和投入的内容非常多。今天不仅氢气的产品不够成熟,产品缺乏统一高规格的标准,氢气产品的使用方法不能形成模式和规范,氢气产业的可行推广模式也没有形成。产品研发和市场推广都需要有企业家进行创新和摸索。这样的产业当然存在挑战,也同样是值得投入的领域。

氢气健康产业是一个可长期挣钱、能交朋友、成就事业的领域,当然值得投入。最后套用"投资有风险,进入需谨慎"这句话送给想要进入氢气健康产业的同仁们。

32. 氢气医学未来如何发展？ H₂

氢气医学是一个新兴领域,包括学术和产业两个方面。学术上是 2007

年发现氢气在小剂量条件下具有生物抗氧化效应,众多学者在此基础上逐渐发现氢气的更多生物学效应。总之证明氢气的生物活性,或者氢气具有治疗疾病的作用。氢气是人们早就熟悉的气体,早就掌握了制造和使用氢气的各种技术。结合氢气效应的新发现,利用过去的氢气相关技术,人们很快开发出各种治疗疾病或保持健康的使用氢气技术。理论研究与技术开发相互配合,逐渐形成氢气生物医学的新领域。

我们对氢气医学的过去和现在有比较多的描述,也有人开始考虑氢气医学的未来。笔者也多次考虑过这个问题,憧憬过将来的氢生活,这里把自己的一点考虑写出来供大家评判交流。

在氢气医学研究方面,未来会逐渐把氢气发挥生物学效应的细节搞明白,也会弄清楚动物等高级生物细胞为什么不制造氢气,这些细胞制造氢气的潜力等问题。

氢气的生物医学研究有三个根本任务。

一是弄清楚氢气发挥作用的分子过程,就是告诉我们为什么氢气能发挥作用,如何发挥作用。二是知道哪些疾病、用何种氢气使用方法能成功治疗,这种治疗的效果如何,使用氢气的最合理方法是什么。这方面主要依靠氢气医学临床和转化医学研究。三是明确氢气在高等生物系统中的生物学地位。我们现在比较清楚氧气在需要氧气的生物系统中的地位,我们理解各种营养素的生物学地位,但我们今天对氢气的生物学地位并不清楚。

在产业领域,未来无论哪种技术都会朝薄利多销的方向发展。有两个特点:一个特点是得到广泛接受和认可,成为一种很常见的健康生活方式。另一个特点是利润很低或者获得氢气产品很便宜,甚至有大量免费产品供大家选择。氢气医学产品很可能逐渐演变为其他可盈利产品的附加服务。

各种产业总体发展方向都是这样的,规模越来越大,利润率越来越低。过去我们看到汽车产业是这样,今天的汽车利润已经很低。电子产品如电脑也是这样。产业规模越来越大,利润率越来越低,这个时候依靠市场规模和持续的服务来维持。比起汽车和普通电子产品,氢气医学从技术上看并没有高度。使用氢气的体积小,成本也比较低,只要有了足够的市场规模,可以有非常低价格的氢气产品供应市场。

今天之所以没有成为大众消费,是因为整个氢气医学领域为人接受的程度不够高。大家不接受,也就不可能买这种产品。等到将来大多数人都完全了解,或足够多的人接受了这个概念,这些人会非常自然地订购氢气医学产品,用户不需要考虑这个东西是否需要,而只是考虑这个产品质量如何,提供产品的公司服务如何,那时候也就是产业成熟的状态。不知道这种局面什么时候到来,但笔者认为会比较快。乐观的就是 5～10 年,悲观一点20 年内也会出现。因为今天的社会信息化网络化足够强,人们了解信息传播知识的速度足够快。

预测未来的错误风险很高,因为充满不确定性。但是氢气医学一定能为人类卫生健康服务,这是确定无疑的,这是根植于氢气医学骨子里的特征。让我们一起耐心等待,见证氢气医学奇迹涌现。

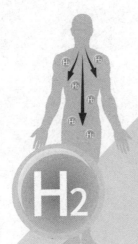

氢气医学

安全篇

33. 氢气对人安全吗?

氢气对人非常安全。

氢气对人的安全性极大,安全性是个相对概念,理解氢气的安全性可与其他我们熟悉的气体比较。例如,如果吸入 100% 氧气可以对人体造成严重危害,即使吸入 60% 的氧气,只要时间比较长,也会对肺造成伤害。而人体长时间吸入 60% 的氢气不会产生任何伤害。就是说与氧气相比,氢气的安全性更高。另外如空气,吸入 8 个大气压空气会产生严重的氮气麻醉,但是吸入 8 个大气压氢气则不会有麻醉作用,从这个角度讲,氢气比空气的安全性都高。

安全性方面,潜水医学领域人体试验是更重要的证据。在 20 世纪人们开展了许多年动物和人体潜水试验,研究发现将潜水员暴露在 20 个大气压氢气环境中,持续 28 天,除了对心率产生一定抑制和轻微麻醉作用外,没有发现对人体产生明显危害。潜水医学研究说明,氢气对人的安全性极高,超出大多数常见气体,安全性方面唯一和氢气接近的气体是氦气。

氢气是肠道细菌代谢物,主要用于菌群体系循环利用,但是人体消化道完全有能力吸收部分肠道气体中的氢气。虽然多数人通过这个方式得到氢气的量比较小,但这毕竟是从正常人体内部环境获取的,从这个角度上说氢气属于人体内源性气体。有学者研究发现这种来源的氢气也能发挥抗氧化的生物学效应。有人甚至提出某些人所以长寿是因为体内氢气含量比普通人更高。人体内存在来自肠道来源的氢气,说明氢气是一种人体内环境气体,这也是氢气安全性的一个重要佐证。

最近 10 多年随着氢气医学研究和产业的快速发展,氢气相关产品特别是氢水被大规模使用。虽然有部分人对氢气敏感,甚至有一些人喝氢水会发生腹泻和心悸等轻微不良反应,但并未发现氢气对人体的毒性作用。氢气产品应用方面的证据虽然没有潜水高压氢气研究的证据更有力,但使用规模大也给氢气的安全性提供了直接证据。

不过需要强调的是,我们说氢气对人体的安全性,并没有包括氢气使用过程的安全性,因为氢气是一种可燃烧气体,如果不严格规范使用,发生燃烧爆炸当然会非常危险,这需要我们时刻保持警惕。

34. 氢气有没有副作用?

H₂

氢气对人体应该有副作用。

任何对人体有正作用的药物和手段,都有可能会产生副作用。如果我们接受氢气可能对人体产生正面作用,就必须承认氢气可能会产生负面作用。药物常有多方面的作用,既有治疗目的的正作用,也有非治疗目的的副作用。副作用和治疗正作用在一定条件下是可以相互转化的,治疗目的的不同,也导致正副作用概念上的转变。

副作用是指应用治疗量的药物后所出现的治疗目的以外的药理作用。副作用是和正作用对应的表达方法。正作用和副作用只是药理作用的不同说法和角度。例如胰岛素能治疗糖尿病,因为可以降低血糖,但如果剂量高了,这种作用可以带来低血糖,甚至能危及生命。

氢水能治疗便秘,也能引起腹泻的副作用。氢水对便秘有很好的治疗作用,因此对便秘的人来说氢水能产生治疗作用。但有的人因为对氢水敏感性太高,喝氢水就会产生腹泻的副作用,而且这种作用有非常明确的理论依据。在发现氢气医学作用前,就有学者发现来自肠道细菌的氢气具有促进肠道蠕动作用,便秘的人或者是氢气产量不足,或者对氢气敏感度不够。如果产量不够的人,饮用氢水就可以通过促进肠道蠕动治疗便秘。但是如果对氢气敏感度不足,即使喝氢水也不能产生作用。相反有的人肠道对氢气敏感性非常高,那么喝氢水就可能发生腹泻。

为什么氢气副作用报道比较少? 氢气医学发展到今天,已经有非常大规模的使用者,在这些使用者中,被详细记录和研究的并不多。研究过程中大多数重视治疗效果,对治疗副作用的记录比较少。将来随着研究规模的扩大,氢气副作用的报道也会越来越多。当然报道少的原因可能是氢气的作用比较温和,对大多数人只产生调理作用,这种作用强度比较小,副作用也同样表现不突出。

如果担心有副作用而不敢用,这是因噎废食。对待副作用的正确态度是,我们应该承认有可能有副作用,并对副作用的规律进行研究,学习如何克服副作用,实现更好的治疗效果。了解副作用,学会控制它并和它共存,而不是抗拒它、否认它、害怕它。

35. 氢气人体安全性是不是很诡异? H_2

安全是保底工程,任何时候都要重视。

一般来说,越是效果好见效快的药物,安全性越没有保障。越是没有效果的,安全性越强。但是氢气效果好,安全性也高,这是非常不可思议的,或者是非常诡异的。如何理解这种现象,今天我们来探讨一下这个问题。

氢气对人体的安全性非常高,这有明确的研究证据。最重要的证据来自潜水医学研究,潜水医学使用氢气作为吸入气体,是一个历史过程。潜水技术的发展是希望潜水深度越来越深,水下工作时间越来越长。从 20 世纪 40 年代开始的饱和潜水技术,就是要解决深度大、停留时间长的根本问题。潜水技术采用氦气作为呼吸气体,基本解决了这个问题,实现了长时间大深度的目标。但是当时氦气作为战略物资,被美国和英国控制,一些对潜水技术有需求的国家,特别是法国和苏联,也包括中国,为了克服这个困难,寻找氦气的替代吸入气体,最后选择了氢气,并开展了从动物到人体的大量实验研究。最后结论是氢气可以代替氦气作为人潜水用的吸入气体。

要知道,任何用于潜水的气体。例如氧气、空气、氮气、氦气和氢气,都必须对人没有毒性,或者浓度不能达到对人体有毒的水平。例如吸入气体中含有二氧化碳,浓度高了有毒,必须控制浓度。氧气如果超过 50 kPa(等价与 50% 的常压气体,或者我们吸入 50% 氧气可能有毒性),长时间持续吸入,也能对人体产生毒性。所以饱和潜水中使用的氧气分压一般控制在 50 kPa 以下。氢气的安全性在这些气体中几乎是最高的。当然生物安全取决于剂量,氢气安全性也不是绝对的。如果非常高压力,例如超过 400 米深度或 40 个大气压,氢气也会对心脏和神经系统产生一定影响,例如有一定麻醉作用。但是这种作用远低于空气的作用,或者氢气的相对毒性远小于空气。而我们使用氢气作为疾病治疗是在常压下进行的,根本不存在毒性。因为在常压下,即使用 8 个大气压治疗癌症的氢气剂量,也远小于其麻醉剂量,所以根本不需要考虑这种效应。

氢气的安全性原因还有另外的证据,就是最近氢气在生物医学领域的研究发现氢气没有存在明显的毒性作用。当然我们说到氢气的生物安全性,也经常说氢气是一种典型的生物分子。不过生物分子不能简单等于安全,只能说是生物系统制造和利用的物质,因为是"自家人",所以相对安全些。但是生物分子因为存在生物功能,如果浓度或剂量非常高,往往会出现不良后果,所以生物分子也必须在某一个安全浓度范围内才能保障其安全性。

无论从效应角度,还是从生物分子角度,都不能说明氢气这种物质为什么安全性那么高。我们今天就来谈谈,氢气对人体的安全性的理论基础,或者从理论上分析,氢气为什么会那么安全。

从毒理和药理学角度考虑,一般化学活性强,容易和其他生物分子发生反应的物质,生物活性往往比较强,毒性也比较大。例如二氧化碳和一氧化碳。化学上相对惰性的物质分子,往往活性较弱,毒性也相对较小。氢气所以对生命安全,也是因为氢气的化学活性比较弱,或者说氢气是生物惰性分子。要知道,对细胞和生物体有效应的物质,超过安全剂量范围,都往往存在毒性。氢气目前发现存在非常广泛的生物活性,存在潜在毒性是符合逻辑的推论,为什么氢气就没有表现出毒性? 如果说氢气化学活性比较弱,所以氢气毒性和生物活性比较弱,这是非常自然的。但是现在发现氢气有广泛的生物学作用,甚至能作为治疗疾病的药物,提示氢气的生物学作用比较强,那么氢气化学活性弱,为什么会有如此强的生物学作用,既然有很强的生物学作用,毒性比较弱也就比较难理解了。

确定生物安全性和药物效应,首先要依靠研究证据。从潜水医学和氢气生物医学研究证据来看,氢气有效和安全性都有非常明确的证据。有效性和安全性存在一定矛盾也是客观存在的,这种矛盾现象总需要有合理的理论解释。

笔者认为有三个方面的特征可以解释氢气的有效性和安全性。第一个特征就是因为氢气分子相对不活跃,不容易和其他生物分子发生反应。不容易发生反应的物质,例如氦气和氮气等惰性气体,对生物的安全性都比较高。第二个特征是,氢气的溶解度比较小,例如在一个大气压下,这类似我们吸入纯100%氢气30分钟以上体内达到的饱和浓度,氢气的溶解度也只有0.5毫摩尔每升。这样的浓度对于一种化学活性惰性的分子来说确实不是非常高的浓度。第三个特征是氢气扩散能力强,这决定了氢气在身体内不容易产生延迟效应,例如我们停止吸入氢气后,30分钟后血液中氢气浓度就几乎降低到吸入前的状态。这种特征也给氢气的生物安全性提供了保障,就是使用后效应迅速消失。当然这一特征也给氢气发挥最大效应带来了困难,这方面也正是氢气医学领域需要解决的问题之一。例如人们通过延长吸入时间,采用特殊的氢气释放材料等方式来解决这个问题。

简单说,氢气所以安全,一是比较少,二是容易跑。

并没有绝对的安全,氢气也一样!

36. 为什么喝氢水会口渴? H_2

随着氢气医学被公众了解的增多,人们使用氢气健康产品如饮用氢水和吸氢气热情不断提高,使用氢气的人群规模越来越大,许多人因为使用氢气产生了多种多样的有效体验。例如喝氢水改善了多年的便秘,吸氢气解决了长期失眠,更有许多人的血脂、血糖、血压都悄悄发生了改善,氢气给使用者的惊喜不断。但同时也有一些奇怪的感受,例如有人发现喝氢水会有口干口渴的感觉,这是什么原因?

喝氢水口渴有些违背我们的直觉。因为喝水能解渴,只有喝盐水容易口渴,氢水不是盐水,怎么会口渴? 当然不是所有人都会因为喝氢水而口渴。不过确实有不少人说喝氢水会口渴,而且氢气的浓度越高,口渴越严重。曾经有人在动物实验中发现,动物喝氢水的饮水量大大超过喝普通水的量,相信动物口渴不会告诉实验人员,它们只能通过多喝水来表达自己的感觉,其实应该是口渴了。

了解口渴首先要了解一个概念,就是溶液渗透压,是指溶液中溶质微粒对水的吸引力。溶液渗透压的大小取决于单位体积溶液中溶质微粒的数目。溶质微粒越多,即溶液浓度越高,对水的吸引力越大,溶液渗透压越高;反过来,溶质微粒越少,即溶液浓度越低,对水的吸引力越弱,溶液渗透压越低。身体组织内渗透压与无机盐、蛋白质的含量有关。其中无机盐产生的渗透压称为晶体渗透压,而蛋白质等生物大分子产生的渗透压叫胶体渗透压。在组成细胞外液的各种无机盐离子中,含量上占有明显优势的是 Na^+ 和 Cl^-,细胞外液渗透压的 90% 以上来源于 Na^+ 和 Cl^-。

水是组成人体的重要物质,约占人体质量的百分之六七十,在人体各组织中构成了人体内环境,对人体起到保护、润滑作用。水广泛参与人体的消化、吸收、循环等物质代谢过程,维持体液正常的渗透压,维持血容量。水的调节过程主要体现在血液的晶体渗透压和血容量方面两个指标上,涉及中枢神经系统和肾脏。中枢神经系统负责感受是否缺水或电解质平衡情况,肾脏则负责排泄某些代谢废物,也有一个重要功能就是调节水和渗透压的平衡。我们简单理解中枢神经系统的这个功能就是口渴中枢,这个口渴中枢可以灵敏地感知体液的晶体渗透压。

人体缺水时无机盐离子浓度就高,表现为渗透压高,这种信号能被中枢口渴中枢感受到,大脑就会感到口渴,就会引起喝水的行动。这种情况多见于出汗多的时候,例如夏天高温或者发烧。

如果吃盐过多,同样盐离子浓度也升高,表现为渗透压高,中枢口渴中枢感受到这种情况理解为缺水,需要补充水,这样就能实现稀释体内盐分的目的,且能帮助排泄出去。

如果同时缺水和缺盐,渗透压可能没有升高,明明缺水但不会被中枢感受到,不会感到口渴。这种情况多见于严重呕吐、腹泻、大出血或大面积烧伤。这是比较严重,需要进行及时治疗的问题。

喝氢水为什么会有口渴的感觉?这方面的研究比较少,目前不好回答,但是根据气体医学的相关研究,这种情况可能是因为气体产生的特殊渗透压效应。气体溶解在水中也属于一种溶液,也具有渗透压的作用,只是因为细胞膜对氢气、氧气等非极性气体缺乏阻挡,气体非常容易跨过细胞,一般情况下不会产生细胞内外的渗透压差异。但是目前认为上述气体是通过气体通道进入细胞膜的,如果气体通道数量少,则有可能会产生细胞内外的气体渗透压差异,当然在喝氢水时,氢气快速被消化道吸收,造成血液中氢气一过性高浓度,这种高浓度形成一过性渗透压改变,影响到脑内口渴渗透压感受器,产生口渴的感觉。如果要证明这种现象存在,可以用其他惰性气体制作气体溶液,看人喝后是否产生类似表现。另外这种表现会因为氢气浓度的迅速下降而很快消失。

当然也有一种可能是氢气影响到口腔唾液腺的分泌。如果唾液分泌减少,口腔干燥也会引起口渴的表现。如果是这种情况,可能的原因是氢气对腺体分泌本身或支配腺体的神经产生了影响。

我们对氢水导致的口渴缺乏全面了解,对产生这种现象的原因也没有针对性研究。为了研究这种现象,需要全面了解这种现象的特征,例如什么人群,喝多少量多少浓度的氢水容易产生口渴,口渴持续的时间,是否可以通过饮水缓解等信息。也可以通过动物实验对这种现象进行重复,并对产生这种现象的原因进行探索研究。

37. 为什么有的人喝氢水会头晕？

有人注意到，快速大量饮用较高浓度氢水容易出现头晕，估计是因为氢水导致血液氢气水平快速升高，氧气运输被暂时抑制。

首先回忆一下初中生理学关于血液循环的概念。经过消化道摄取挥发性物质，是先经过门静脉、右心脏然后经过肺动脉进入肺组织，血液内氢气从肺内血管向外扩散进入肺泡，这一过程可导致肺泡内氢气浓度快速升高，氧气浓度相对下降。经过吸入的方式，氢气进入肺泡，氧气伴随进入，这个过程不会导致肺泡内氧气分压下降。所以吸入和饮用氢水导致血液内氧气吸收出现不同的效应。当然如果饮用溶解度更高的氙气水，应该会产生更强烈的低氧反应。饮烈性酒也应该有类似的效应。但是饮用二氧化碳水（可乐）不会有明显作用，因为血液内本来就存在非常多的二氧化碳，即使增加一点，也不会影响太多。

饮用氢水后血浆内氢气浓度会发生一过性（5～15分钟后）高峰浓度，这种浓度水平存在剂量依赖性，就是喝的氢水浓度越高，体积越大，血浆氢气浓度峰值越高。

饮用氢水后，氢气先进入消化道静脉，然后经过肝门静脉进入右心室，随后进入肺，肺泡周围血液内氢气会迅速释放到肺泡，导致肺泡内氢气分压迅速升高，氧气或氮气分压被突然出现的氢气迅速稀释，氧气分压下降出现低氧反应。验证这个推测可以在喝大量氢水后立刻测定血氧饱和度是否一过性下降，如果这个下降和饮用氢水存在关联，就可以证明这个推测。也可使用其他类似气体如氦气、氩气和氮气、甲烷气等进行验证。虽然喝氢水有可能会导致血液氧分压一过性下降，但这种下降产生的反应不一样。一般来说，身体越好的人反应越强烈。这可能是因为身体好的人血液循环效率高，导致氢气吸入速度快，血液内氢气浓度峰值更高，导致肺泡内氢气分压高，氧气被稀释的效应更强。

吸入氢气为什么不会头晕？吸入氢氧混合气，因吸入氧气分压和肺泡内氧分压都不降低，所以不会带来低氧。吸入纯氢气时，除非大量吸入纯氢气，一般也不会明显影响肺泡内氧气分压，相对于喝氢水，吸氢不容易出现低氧反应。需要强调一下，吸入氢气时总剂量一般高于喝氢水，但喝氢水时血液中氢气浓度可以一过性非常高，水平可超过大多数吸氢气的情况，不过喝氢水后血液内氢气高水平持续时间非常短。

38. 为什么喝氢水会犯困想睡觉？

有"氢粉"经常会问，初次喝富氢水有短暂的头晕现象，还有的人出现犯困想睡觉的感觉，这是怎么回事儿呢？

初次喝氢水出现头晕这种情况不是太常见，据了解，少部分身体健康的年轻人，在初次饮用高浓度氢水时容易出现头晕现象，其他人群比较少见。可能原因是，氢气在血液中一过性增加，导致氧气相对降低。那为什么多见于身体健康的年轻人呢？因为这样的人一般消化吸入能力比较强，因此血液中氢气浓度峰值相对更高。身体健康的人大脑往往也比较活跃，脑组织对氧气的需求比较大，这些人对低氧更敏感，减少一点就能感觉到。对于这种情况，应该进行深入研究。只要不是一直和反复出现这种情况，就可以继续饮用。但是，对于饮用氢水反复出现心悸甚至早搏等心律失常的极少数人，建议停止饮用氢水。

有的人喝氢水出现犯困想睡觉的感觉可能是下面三个因素的影响所致。

首先是氢气可能对中枢产生一定抑制作用，例如刺激了抑制性神经元活动，或者抑制了兴奋性神经元的活动。

其次是刺激了胃肠道，有研究表明氢气具有促进肠道蠕动的作用，肠道蠕动加快往往伴随着血液供应需求增加，这常出现于饮食后。胃肠道血液供应增加会导致大脑血液供应相对减少，就容易让人有困倦的感觉，容易打瞌睡。如果个体存在血液黏稠度高或动脉硬化等问题,例如一些中老年人出现这种现象可能就比较明显。

最后可能是氢气引起了饥饿素等胃肠道激素的释放,这些激素产生了一些中枢神经系统效应。

当然这些都属于猜测,需要进一步研究证据确认。

39. 氢气会不会增加心脏病风险? ⒣

有人经常问,氢气虽然非常安全,且发现可能治疗疾病,那么氢气治疗方法会不会存在不良反应?

最近美国学者发现免疫治疗可能存在一种不良反应,就是引起心血管事件的后果。他们的研究是根据人类患者动脉硬化斑块组织内存在典型的免疫细胞,而这些免疫细胞对 PD1 抑制剂可能会产生效应,使用这种免疫治疗可能会激活这些免疫细胞,导致免疫反应更明显,增加动脉硬化斑块内炎症损伤。这有可能会增加心血管疾病风险。

2019 年 10 月 7 日,美国西奈山伊坎医学院的研究人员在 *Nature Medicine* 杂志上发表文章表明,心脏病和中风患者的动脉粥样硬化斑块中含有大量的免疫细胞——T 细胞。研究提供了人类动脉粥样硬化的第一个免疫图谱,并指出对于患有潜在心血管疾病的癌症患者,PD1 抑制剂的使用可能增加心血管疾病风险。论文作者最新发现了与心血管事件相关斑块中新的炎症变化。认为 T 细胞在驱动动脉粥样硬化性心血管疾病中可能有意想不到的重要地位。免疫治疗则可能会促进这种过程。深入探索人类动脉粥样硬化中 T 细胞的多样性可能会在未来带来新疗法。

2018 年底,日本学者发现给晚期结肠癌患者吸氢气可以产生类似免疫治疗的效果。根据上述研究可推测,氢气吸入治疗也有可能在抗癌症的同时增加心血管疾病风险。当然这一研究是根据组织细胞学研究获得的推测,还需要有临床上免疫治疗后心血管疾病风险的评估数据,在获得这样的数据前,并不能确定这种关联。氢气能不能通过类似途径产生这样的后果,也自然不能立刻得出结论。不过即便如此,氢气存在非特异性抗炎症效应,从某种程度上可以缓解这种因增加免疫反应带来的炎症损伤后果。当然这也需要进行相应的研究确认。

我们说氢气对人非常安全是基于各种证据,我们担心氢气有潜在不良作用也是基于各种证据。目前的证据表明氢气非常安全,但安全从来不是绝对的。

40. 氢气会不会增加致病菌毒性的风险?

细菌和氢气的关系非常密切,初步估计超过 50% 的细菌能制造或(和)利用氢气。但是,某些细菌也是导致疾病的致病菌,如何看待这个问题? 特别是,如果我们使用了氢气,会不会帮助了这些致病菌危害身体? 这个问题非常重要。为了回答这个问题,我们首先要了解哪些致病菌能代谢氢气,细菌的代谢和致病能力的关系等,然后我们才能回答这个问题。

许多细菌具有代谢氢气的潜力,例如有研究发现在人体肠道内有大量细菌,有大约 2/3 种类的肠道细菌都能制造氢气或利用氢气。这些细菌有的是对人体有利的,就是常说的益生菌。也有一些细菌是可以导致人生病的,能让人生病的细菌一般称为致病菌。也有的细菌在生理情况下不会致病,但当人体免疫力低下时也能导致疾病,一般称为条件致病菌。氢气代谢能力和细菌是否致病有没有必然联系? 目前没有这方面的研究。确实有一些致病菌具有代谢氢气的能力,最近有学者发表一篇综述,对能代谢氢气的致病菌进行全面阐述,阅读该文献,可帮助我们了解这方面的知识。

可能有人会担心,使用氢气会不会帮助这些致病菌增加细菌感染的概率? 例如胃内幽门螺杆菌就是一种可以利用氢气的细菌,那么我们喝氢水不就是供养这些细菌了吗? 其实这不需要担心,例如研究这些细菌氢气代谢的学者提出身体内氢气的量已经完全超过这些细菌的需要,氢气增加也不会增加细菌的致病性。

实际上,细菌和人体的功能成分总体上形成了各种菌群,例如肠道菌群就属于人体功能成分。我们人体的消化系统,就是不断给这些细菌提供最基本的能量物质供应。当肠道菌群缺乏能量物质基本供应时,容易带来菌群生长不良,影响其正常功能的发挥,往往不利于宿主身体健康。或者简单地说,菌群整体上对机体是有利的,适当提供能量对菌群健康生存是有利的,整体上对人体也是有利的。虽然这其中可能含有某些条件致病菌,甚至是某些致病菌,但整体是有利的。因此不需要担心氢气会导致肠道菌群变成不利于健康的因素。

有学者在 *Microbiol Mol Biol Rev* 杂志发表文章,对代谢氢气的致病菌进行了比较全面的综述,给我们认识和了解这方面知识提供了方便,这里做简要介绍。病原微生物利用各种方式从宿主环境中获取能量,一种普遍但经常被忽视的能量代谢基础是氢气。本综述全面回顾了代谢氢气的病原菌分布、生物化学和代谢机制。氢化酶是负责氢气氧化分解和(或)氢气制造生产的酶,超过 200 种病原体和病原体携带氢化酶基因,有 46 种已被证明能消耗或产生氢气。一些人类病原体利用结肠微生物群产生大量氢气作为能量来源。沙门氏菌、血清型伤寒沙门氏菌、空肠弯曲杆菌、弯曲杆菌、幽门螺杆菌(含致癌性菌株)等都可利用氢气作为生存物质基础。这些病菌通常是一种兼性厌氧菌,也有一些在发酵过程产生氢气的病原菌,如兼性厌氧菌大肠杆菌、伤寒杆菌和肠贾第鞭毛虫等。当呼吸电子受体受到限制时(缺乏氧化剂)能持续发酵产生氢气。也有专性的厌氧菌,如产气荚膜梭状芽孢杆菌、艰难梭状芽孢杆菌和阴道毛滴虫,它们在生长过程中产生大量的氢气。虽然有关氢化酶在病原体中的生长、存活和毒性方面的文献非常丰富,但是缺乏对大多数病原体,特别是专性厌氧细菌氢气代谢的详细了解,以及对胃肠道氢气交易的整体理解。该综述利用这些知识评估氢气代谢可能成为药物开发或其他治疗的靶点。

了解到这些知识,我们再回答一个疑问。补充氢气能不能增加致病菌的危害?表面上看,如果致病菌利用氢气存活,那么补充氢气可能会增加其活力。不过这种担心并不必要,无论是否补充氢气,细菌并不会因为氢气多少而影响生存，也就是说，补充氢气对其致病力影响不大，因为许多细菌能量供应并非绝对依赖氢气。其实在和宿主的共同演化过程中，致病菌早就掌握了生存技巧，氢气不会是细菌生存的唯一基础。因为身体存在其他多种能维持细菌生存的能量物质供应，所以不必要担心氢气补充会增加细菌致病的风险。

从更大范围看，细菌或菌群总体是对身体有益的。菌群获得的能量供应足够时往往有利于细菌多样化，对宿主整体有利。所以给菌群提供氢气或其他能量物质，对身体往往是有利的。这里氢气的作用类似于传统的益生元。

41. 长期使用氢气会产生耐受吗? H_2

目前没有发现氢气有耐受的研究证据。但是长期使用氢气会不会如其他药物一样产生耐受，这完全是有可能的。

药物耐受是一种药理学概念，指机体对药物反应的一种适应性状态和结果。当反复使用某种药物时，机体对该药物的反应性减弱，药学效力降低；为达到与原来相等的反应和药效，就必须逐步增加用药剂量，这种叠加和递增剂量以维持药效作用的现象，称药物耐受。耐受也是毒理学概念，指机体在反复接触某种毒物时，机体对该毒物的反应性减弱，必须增加剂量才能出现中毒反应。

为什么会出现药物耐受？产生药物耐受有许多原因，一是肝脏对药物代谢的能力提高，肝脏药物酶能分解某些药物如巴比妥类，用药一段时间后，肝脏药物酶活性被诱导得越来越强，导致药物代谢速度加快，药物效应下降。二是药物配体发生了改变。例如治疗帕金森病的左旋多巴，是通过保留更多的多巴胺起作用，时间长了这种保留作用下降，效果就会下降。三是药物受体改变。比较典型的是胰岛素，受体敏感性下降后，胰岛素需要的剂量越来越高。四是细菌和癌症药物耐受情况比较特殊。一些细菌获得对某些抗生素的耐受能力,甚至有对所有抗生素耐受的超级细菌存在。癌症对化疗药物也存在耐受情况。

对氢气来说,氢气使用后通过循环呼吸释放是其最主要的代谢途径,这种途径一般不会发生变化,因为代谢导致耐受的可能性几乎没有。目前认为只有肠道细菌具有代谢氢气的作用,人体细胞是否存在代谢氢气机制还不清楚,即使存在也不太可能会影响氢气的代谢,因为氢气扩散能力强大,扩散仍然可能是主要的消减代谢方式。氢气作用方式方面,目前仍然不清楚氢气作用是否存在特定靶点,如果确实存在氢气的作用靶点,那么氢气效应就可能存在耐受性或钝化。

从使用者提供的信息看,一些人开始时使用效果比较明显,但使用一段时间后,效果越来越不明显。这样的描述本身不够准确,但也可能是真实的现象。出现这种现象可能有两种原因,一是使用者的病情进一步加重,自我感觉表现为效果下降。这种情况与健康人往往对氢气没有感觉类似。二是氢气效应确实出现钝化。

假如出现耐受的情况,可考虑使用两种策略来应对,一是间断使用或更换不同方式,这样有利于保持作用途径的敏感性,例如使用氢气一段时间后暂停使用,间隔一定时间之后再使用,或者将饮用氢水换成吸入氢气或洗氢水澡。二是增加使用剂量,一般吸入比饮用的剂量高,可通过改饮用为吸入或增加吸入时间等方法来增加使用剂量。增加剂量对敏感性下降有一定意义。

42. 氢气是否会与其他药物发生反应?

考虑到氢气的化学性质比较稳定,根据目前的研究,氢水和常用药物之间还未发现相互不利影响,食品更没有问题。

笔者多年前就曾经提出,可以考虑把氢水概念进行扩展,制造含氢气的牛奶、果汁和各种饮料等,在日本这类产品目前已经出现,相信国内也很快就会有。不过,大规模生产氢牛奶等产品前,应该对这些产品的各种成分,尤其是营养成分进行全面分析,也需要对口感等进行对比研究。而且对这些指标的分析还需要在存放比较长时间的条件下进行,以排除氢气对某些成分的可能影响。

从医学原则上考虑,不主张用氢水作为服药工具,因为不能简单地从过去的经验来认识氢气医学这种生物学新概念。要知道,过去我们也没有意识到微量氢气能产生如此强大的生物学效应。氢气虽然相对稳定,进入体内是否会与某些强氧化或强还原性物质产生反应仍然需要考虑。既然氢气生物学效应比较显著,与其他药物产生潜在作用也有可能,所以在没有明确这些可能前,尽量避免贸然尝试。

有一些研究专门针对联合多种方法,鼓励和氢水联合使用,这需要具体情况具体分析。

总之,理论上用氢水作服药载体没有问题,但因为目前这方面的研究不够充分,不提倡用氢水服药,以免出现意外情况。比较合理的是与医生进行沟通,然后决定是否可行。

43. 氢气摄入体内发挥作用时会不会也保护癌细胞? ⒣₂

这个问题十分尖锐,因为如果说氢气能保护细胞,肿瘤细胞和正常细胞的区别,不足以让氢气只保护正常细胞,而对肿瘤细胞区别对待。氢气没有灵魂,不可能识别出肿瘤细胞和正常细胞的区别。因此,从逻辑上可以推测出氢气对正常细胞和肿瘤细胞都具有保护作用。也有许多研究证据表明,氢气对肿瘤细胞具有保护作用。例如 2007 年,太田教授进行的细胞学研究中就使用了一种肿瘤细胞 PC12。PC12 细胞是常用的神经细胞株,来源于一种可移植的鼠嗜铬细胞瘤。该研究发现,氢气能减少这种细胞的氧化损伤。虽然后来有一些研究发现,长期氢气处理,特别是高浓度氢气处理可能会对癌细胞产生一些破坏性效应,但更多研究发现氢气有帮助肿瘤细胞对抗损伤的作用。

既然氢气能保护肿瘤细胞，对于肿瘤患者来说，使用氢气不是很尴尬？或者说氢气有没有可能会促进癌症的发展？我认为这个担心没有必要，从整体逻辑上考虑，氢气对癌细胞的保护作用并不足以作为氢气促进癌症发展的推论。

癌症之所以发生，是因为存在正反两个因素或力量。人体内存在产生癌症的内在力量，也存在控制肿瘤发生的力量。每个人体内都不断地出现突变细胞，或准癌细胞。但是这些准癌细胞不一定会发展成癌症。因为身体内存在一个抑制肿瘤发生的系统，这个系统最主要的力量是抗肿瘤免疫功能。在抗肿瘤免疫功能的保护下，虽然癌细胞不断产生，但不断被免疫系统清除。即使少数侥幸存活下来，也不能生长扩散，形成肿瘤毒害机体。总之，身体内存在癌细胞产生和消灭的一个平衡。之所以会有癌症发生，是因为癌细胞产生因素加强了，如抽烟或环境污染因素，但更多因素是自身免疫功能下降，例如随着年龄增长，免疫功能会逐渐下降，肿瘤发生的概率就增加了。

氢气作为一个正义因素，进入人体会对免疫细胞和正常生理细胞提供帮助，减少这些细胞受到毒害，帮助这些细胞维持更强功能。癌症细胞虽然也会受到氢气保护，但对抗的主要是外来损伤因素，肿瘤患者只要仍然活着，相当于整个身体中正面力量超过破坏力量，肿瘤并没有彻底打败免疫系统。氢气这种非特异性因素，同时增强正邪两方面力量，因为患者此时仍然是正气压邪气，所以总体结果仍然是正义超过邪恶，对人体整体有利。当然如果患者处于非常晚期，氢气虽然可能有一定帮助，也自然无力回天了。

这种情况与给患者加强营养类似。进入身体的营养素，不仅给正常细胞供应，也会被癌症细胞吸收。难道我们会因为这个因素，而不给癌症患者吃饭，这样的结果是把患者饿死，当然肿瘤也不治而愈了。这显然是没有意义的。正确的做法是，我们设法打击肿瘤的同时，尽量保证患者身体具有一个平衡稳定的功能。

所以，氢气虽然保护细胞没有针对性，但是氢气对健康的作用是整体效应。

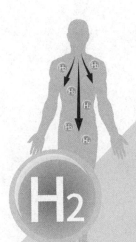

氢气医学

应用及机制篇

44. 氢气为什么能治疗疾病？

氢气治疗疾病并不是一个合适的说法，说某个药物和方法可以治疗疾病是需要国家管理机构（如 FDA）来判定的，目前并没有这样的判定，所以说氢气能治疗疾病本身的说法不规范。

氢气治疗疾病目前只是学术上的说法，或者说是可能具有治疗疾病的作用。目前能证明氢气可能是药物或能治疗疾病的证据包括大量细胞学和动物疾病模型，以及许多人体疾病的临床试验。这些研究都发现氢气具有疾病治疗效果，这些研究证据提示氢气可能作为药物用于人类疾病的治疗。

有人说，既然有证据，为什么不能说氢气是药物或能治病。因为现代医学是按照循证医学来操作的，就是看证据，但证据分为不同的等级，最高等级的证据是大规模多中心双盲安慰剂对照研究，而且这些研究最好是多个研究机构报道进行汇总的结论。现在氢气医学并没有这样规模的研究证据，所以不能判定氢气能治疗疾病。最近大家注意到中国科学院刚刚获得一个治疗阿尔茨海默病的药物，这个药物虽然进行了比较高规模的临床研究，但仍然不够标准，所以国家医药管理局给了一个有条件批准，就是效果还不那么确定，安全性也需要继续观察，先试试看，后面根据使用的数据再进行判定。虽然有不少人对这个有看法，但这也是中国药物研发领域取得的比较大的一次突破，也是中国药物管理部门大胆创新的表现。氢气医学研究比起这个药物研究，证据的档次更低，即使有条件批准也远远不够。

那么，为什么说氢气能治疗疾病，或者可能治疗疾病？一是从客观证据看，氢气治疗疾病有一些初步的研究证据，特别是发现对多种人类疾病有一定治疗效果，因为多种疾病都有效果，也具有相互印证意义。总之证据上看氢气可以治疗。二是从理论上看，氢气是典型的生物学气体，对人体或生物体产生一定作用或疾病治疗效果是有很大可能的。许多体内物质都可以转化为疾病治疗药物，最典型的是一些激素，例如糖皮质激素、性激素、肾上腺素、胰岛素、甲状腺素等。一些能量营养物质，例如葡萄糖、生理盐水、氨基酸都可以作为药物使用。一些生物调节分子如维生素、抗体等也可以成为药物。氢气是一种生物调节分子，对生物化学反应具有潜在调节作用，当然有可能成为药物。

氢气治病概念大于实质，仍然需要探讨。由于氢气的生物安全性高，给氢气用于疾病和健康促进作用提供了更大的空间，这一点明显优于其他经典药物。所谓"行不行，先试试看"，氢气就可以这样干。

45. 只吸氢气能维持生命吗? H₂

这是一个很有意思的话题，与氢气的生物学地位有关。

许多细菌能制造氢气，也有许多细菌能利用氢气作为食物，并代谢产生能量维持其生存。可以说氢气是许多微生物的能量，氢气作为自然界最简单的分子，具有制造方便，使用过程容易的特点。

氢气和氧气反应这一自然界原始能量转换方式不仅在化学上显然存在便利性和经济性，还因代谢循环简单更加有利于生物体和环境。

参考细菌代谢特点，生物能量代谢完全可以使用这样的模式，产氢气可以通过光合作用把水分解为氢气和氧气，生物则利用氢气和氧气反应产生能量。这多么简单自然！氢气、氧气和水三种重要生命物质，不仅完成吸收太阳能，还给生物世界源源不断输送能量。

虽然这种循环在微生物世界确实存在，但是高等生物并没有继承这一衣钵。植物光合作用不是产生氢气,而主要产生了葡萄糖,光合作用过程不仅分解水,还包括固定二氧化碳。而细胞利用能量则主要靠生物能量分子如葡萄糖氧化分解,能量代谢过程不仅产生水,也会产生二氧化碳。在生物能量循环过程中,氢气摇身一变,成为氢原子,并固定在葡萄糖等生物大分子中,在生物体系内循环运转。

可以说是生物进化抛弃了氢气,为什么这样说?原因有如下三个方面。

1)氢气体积能量密度小

虽然用质量计算,氢气的能量密度是石油的三倍,但是在适合生物生存的温度气压条件下,氢气是气态形式,需要非常大的体积空间。如果人需要氢气作为能量供应,参考人体生理代谢每分钟消耗氧气 200 毫升,这样大约需要对等摄取氢气 400 毫升。这样的氢气消耗如果通过吸入来完成,由于氢气溶解度比较小,需要建立完善的摄取运输系统。这样的体系会给生命系统带来非常大的挑战。

2)氢气质量密度小,浮力大

如果生物体系需要氢气维持生命,大量的氢气需求需要有氢气的资源。但是由于氢气密度小、浮力大,在存在其他气体成分的空气中很容易漂浮分层,导致难以在地表形成高浓度氢气。没有一定的浓度,给生物利用氢气带来了困难。在早期的生命进化过程中,因为地球上没有氧气,主要成分是氢气,或者在大洋深处巨大的海水压力给氢气在水中的高浓度溶解提供了方便,让这里的生命进化可以将氢气作为能量的枢纽。但是离开海洋是生物复杂多样化的进化方向,氢气这种天然的缺陷再次给生命提出了挑战。

3)氢气容易燃烧

氢气的燃点约为 500℃,在有氧气条件下容易燃烧甚至爆炸。如果用氢气作为能量物质,生物体也需要氧气对氢气进行氧化,这就必然需要生物周围同时存在氢气和氧气,这样会对生命构成巨大的威胁。

生命进化还有许多未解之谜,这里的讨论只是个人的理解,非常可能存在遗漏甚至错误,仅供参考。

46. 氢气能对抗酸性体质吗?

有人问,氢气能不能对抗酸性体质? 或者能不能促进酸性体质向碱性体质转化?

首先要明确,酸性体质这种说法并没有得到学术界认可,所以说氢气对抗酸性体质的说法本身并不合适。但关于酸性体质相关的知识,特别是酸碱平衡调节其实很重要。这里给大家介绍一些这方面的知识,希望增进对这个内容的理解深度。

酸碱平衡是维持生命活动的重要条件,许多生物化学反应都受到酸碱平衡条件的影响。极端地讲,许多蛋白在强酸性环境下会立刻变性,例如胃液就是强酸环境,我们吃的肉到达胃里会很快变性,这是消化蛋白质的第一步。在细胞内也存在局部强酸环境,例如在溶酶体膜内含有一种特殊的转运蛋白,可利用 H^+ (氢离子)泵入溶酶体,以维持其 pH 值为 5。这对发挥溶酶体的功能十分重要,在这里有许多酸性蛋白酶,酸性环境可让这些酶发挥最大效果。溶酶体的功能就像碎纸机或垃圾蛋白处理厂,专门消化老化蛋白质,对维持细胞功能十分重要。

身体内大部分生物化学反应需要中性偏碱环境,这主要是因为许多生物分子正常发挥作用都需要处于碱性状态。为了维持一个稳定理想的生物化学反应条件即身体处于弱碱性环境,身体进化出一套调节身体酸碱平衡的系统,不断将酸性物质排出体外,持续为保持一定量碱性金属离子浓度而忙碌着。人体内各种体液必须具有适宜酸碱度,这是维持正常生理活动的前提条件。组织细胞在代谢过程中不断产生酸性和碱性物质,还有一定数量酸性和碱性物质随食物进入体内。机体通过一系列调节作用,将多余酸性或碱性物质排出体外,达到酸碱平衡。

身体维持酸碱平衡的方式主要有两类,一是依靠强大的缓冲系统,二是依靠各个身体器官的全面配合,缓冲系统的作用是维持局部酸碱平衡,各个器官的作用是解决全身性酸碱平衡。

缓冲溶液的本质就是可以提高溶液酸碱度的稳定性,或者说使溶液酸碱度对抗干扰的能力增强。这非常类似于用海绵吸水保持干燥的作用。水的缓冲非常弱,如果在一杯水中加入少量强酸或强碱,水溶液的酸碱度会很容易发生剧烈改变。但如果在缓冲溶液中加入同样数量的强酸或强碱,溶液的酸碱度只发生微小变化。这正是生物体系所需要的溶液性质。生物体系正是利用这样一种系统来维持酸碱平衡的。在我们的血液、组织液和细胞内,存在大量不同种类的缓冲对体系,具有非常强大的缓冲能力,这是维持身体内酸碱平衡的根本保障之一。

产生大量二氧化碳是需氧生物代谢的特点。二氧化碳具有弱酸性,可以说是体液酸碱平衡的一个持续性干扰因素。但我们身体也进化出各种缓冲二氧化碳酸性的方法,根本措施就是利用体液的缓冲能力。但二氧化碳的持续增加必然会导致体液酸性的增加。我们依靠呼吸将二氧化碳随时释放到体外,从而让身体维持一个动态二氧化碳浓度平衡。一旦呼吸功能发生障碍,就会因为体内二氧化碳积聚导致酸中毒。但是二氧化碳本身也是身体内缓冲对的重要组成成分,在低氧环境下,由于低氧对呼吸的刺激,导致二氧化碳过度释放,也可以导致二氧化碳浓度的明显下降,这又会导致碱中毒。气体二氧化碳可以通过呼吸调节,但其他各种缓冲成分也需要进行排泄调节,这时候就需要肾脏汗液和肠道来发挥作用了,因为这些物质只能依靠水作为载体排泄到体外。例如肾脏可以通过调节排泄碳酸氢盐的浓度来发挥这个调节作用,身体内酸性增加时,可以减少碳酸氢盐排泄,维持平衡,身体内碱性增加时,则可以增加碳酸氢盐排泄。总之,生物体系具有非常强大的维持酸碱平衡的调节系统。

有人认为食物有酸性和碱性的区别,这是肯定的。食物经过代谢,大部分都属于中性,但总有一些偏酸或偏碱。但是这些食物酸性和碱性是否会影响身体的健康则不能从这个角度来认识,因为酸性和碱性完全可以被身体克服,并没有依据说明酸性和碱性是通过食物这个途径影响身体的健康的。一般来讲,多数人将素食水果蔬菜作为偏碱性食物,而将肉类作为酸性食物看待。素食水果蔬菜可能对身体有更多好处,但道理并不一定在于食物的酸碱性。

关于酸碱性食物最早期的生理学研究是来自 1851 年开始探索的"呼吸是缓慢的燃烧活力论",并于 1865 年出版的法国著名生理学家克洛德·贝尔纳所著《实验医学研究导论》一书,该书被认为是生理学发展史上的一个里程碑。

据说有一天,有人给贝尔纳送来了几只兔子。贝尔纳注意到实验桌上兔子的排尿清亮而带酸性,不像寻常食草动物那样混浊而带碱性。他推断,由于没有喂食,兔子从自己身体的组织中吸取养分,因而处于食肉动物的消化状况。他用喂食和禁食互相交替的方法证实了这个推测。这是一次精彩的观察,多数研究人员也就心满意足了,但贝尔纳却不然。他要求反证,用肉来喂食兔子。果然不出所料,兔子排尿呈酸性。他的这个实验为理解动物和植物食物在体内代谢规律提供了很好的基础,而且也给酸碱平衡调节的研究奠定了重要基础。后来许多人把这个发现进一步延伸,认为多吃酸性的动物性食物有害健康,而多吃素食才有利于健康。

47. 人体细胞能产生氢气吗?   ⒣

人体细胞能产生氢气吗? 在今天的生物学教材中,这个问题显得非常不正确。因为没有任何证据证明存在这种现象,过去也没有人明确提出这个可能。但是作为氢气生物学研究的学者,从理解氢气生物学效应核心基础角度出发,我们应该提出或排除这种可能。

如果人体细胞能产生氢气,我们就可以研究人体细胞产生氢气的条件和规律,就立刻明确氢气是绝对的内源性生物分子,而不是来自肠道细菌产生的类似维生素的调节性物质。围绕氢气产生的过程,能理解和寻找氢气发挥效应的分子过程。弄清楚这个问题,非常有利于探讨氢气效应的分子基础。

首先,人体细胞具有产生氢气的可能性。细菌具有产生氢气的能力,而包括人类在内的所有真核细胞都是从细菌进化来的,其中明确的证据是产生氢气的细菌氢化酶在人类基因组中广泛存在,这些基因仍然会表达出具有功能的蛋白分子。虽然没有人研究这种分子产生氢气的作用,但这种进化相关性告诉我们,真核细胞具有产生氢气的分子基础。更重要的是,组成线粒体复合物 I 的电子传递亚单位,就是与细菌氢化酶高度同源的基因产物,这更让人联想到线粒体就具有产生氢气的潜力。北京工业大学马雪梅教授课题组近期研究表明,植物细胞线粒体在低氧情况下能产生氢气。这不仅能解释许多植物细胞产生氢气的细胞分子基础,而且也提示线粒体可能是一种潜在产氢气的细胞器。动物细胞虽然没有研究证据证明其能产生氢气,但生物化学过程的类似性决定了这种可能性同样存在。

其次,生物体系产生氢气存在化学障碍。在中学化学中我们都学过用稀硫酸加金属锌制备氢气的试验。在这个试验中,锌提供了电子,硫酸溶液内氢离子获得锌提供的电子变成氢原子,两个氢原子结合成氢气分子。如果这个溶液内含有氧气分子,会阻挡这个反应。

与一般化学反应不同,生物体系不容易产生氢气。原因可能是因为强大的生物缓冲体系,强大的酸碱缓冲让生物组织内酸性比较小,这样导致游离氢离子浓度比较低,在接近中性的溶液内,需要更多的还原张力才有可能将两个偶然产生的氢原子结合为氢气。不过生物体系内还原张力相对高些,例如 NADH 和铁硫蛋白都具有非常低的氧化还原电位,这种强还原张力完全具有产生氢气的可能。但是另外一个更大的问题是氧气普遍存在,氧气在血红素协助下,在生物体系内维持比较高的氧气张力,这给氢气的产生带来另外一个难以跨越的障碍。因为偶然产生的电子或氢原子非常容易与氧气结合,再加上生物体系内不断产生氧化活性更强的活性氧,让氢气更加无处躲藏,与另外一个电子结合的概率大大降低。

人体细胞产生氢气的问题,目前只是理论探讨。但是这种探讨有利于理解氢气生物学效应,有利于理顺探索氢气生物学效应分子基础的路径。因此,这是一个值得探讨的问题。

48. 肠道细菌产氢能发挥作用吗？

H₂

有朋友常提问，喝低聚果糖、低聚异麦芽糖、低聚半乳糖调理肠胃，是否能产生氢气，通过诱导肠道细菌产生氢气是不是好办法？

可以明确的是，肠道细菌可以产生氢气，肠道细菌产生氢气也能被人吸收进入全身，也有可能发挥生物学作用，但通过饮食调节细菌产生氢气不是成熟的方法，特别是长期作用的效应和安全性都需要进一步研究。

肠道菌群和人体健康存在密切的关系，细菌不仅能帮助我们消化食物，也通过产生许多对身体有利的物质调节免疫功能，对中枢神经系统也会产生正面影响。肠道细菌可以产生氢气，也能利用氢气合成其他物质，这是一个动态平衡，短时间诱导细菌确实可以产生大量氢气，但难以持续保持细菌稳定产生足够的氢气。

调整饮食成分，例如加乳果糖、甘露醇、寡聚糖等食物成分不能直接被人体消化酶分解，这些成分进入大肠可以被细菌代谢分解，同时细菌可以产生氢气。短时间内改变饮食成分确实可以使细菌产生大量氢气，也能通过呼吸检测到氢气释放增加。有研究也发现，这种来自细菌的氢气确实能对某些疾病产生作用，例如哈佛大学医学院曾经发现补充肠道产氢细菌可以减少小鼠肝脏炎症损伤。日本学者也多次发表论文证明，高直链淀粉饮食可增加肠道细菌产生氢气，并能对动物肝脏缺血产生保护作用。我们课题组也曾经进行过动物实验，证明服用乳果糖可以保护动物脑缺血损伤。浙江大学绍兴人民医院肝脏外科学者也发现，服用乳果糖可以促进动物肝脏部分切除后的再生速度。这些研究结果说明，通过诱导肠道细菌产生氢气确实能发挥氢气治疗疾病的作用。但这种手段都属于短期作用，是否能长期有效仍然无法确定。

我们初步观察发现，短时间食用诱导肠道产氢食物确实能增加体内氢气，但是经过一段时间后，氢气的产生量会逐渐下降。导致这种变化的原因可能是肠道内不仅存在产生氢气的细菌,也存在能代谢消耗氢气的细菌。当肠道内氢气数量增加后,这些利用氢气的细菌逐渐增加,消耗氢气的能力也会增加,最终结果是氢气产量逐渐接近原来水平。这符合肠道菌群是一个动态生态系统的概念,某种类型的细菌数量增加会造成相应其他细菌数量的增加或降低,最终往往向某一稳定状态发展。这样的优点是可保持肠道菌群与饮食相互适应,缺点是很难通过简单改变食物成分获得某代谢产物。所以,简单易行的方法是通过呼吸氢气或饮用氢水直接补充,通过肠道菌群产生氢气能产生短期诱导效果,长期效果仍然需要进一步研究确认。

饮食成分间接影响肠道细菌,必然会产生多种效应,例如这些细菌不可能只产生氢气,也会产生其他物质,这些物质对人体的作用不一定都是有利的。所以这种复杂性比较高,存在的不确定性问题比较多,都需要通过更多研究才能确定。

49. 肠道细菌能产生大量氢气,补充氢气有什么意义? H₂

人体内并没有多少氢气,氢气产生多少要依靠测定,不是依靠猜测。氢水是否有用更不是靠猜测,要依靠研究证据。虽然细菌产生氢气的潜力非常大,但细菌利用氢气的能力也非常强,肠道内细菌产生的氢气进入人体的量并不多。

目前氢气生物医学研究论文有1 600余篇,其中研究氢气治疗疾病效应的细胞和动物研究论文也已近1 000篇。其中研究采用吸入氢气的论文不足三分之一,大部分都是有关使用氢水的,有的是通过饮用,有的是通过注射氢水。就是说利用氢水给氢是经过大量医学研究证明的氢气摄入方法。肠道内细菌产生氢气也是氢气医学研究非常关注的科学问题,也有人通过增加肠道内细菌产生氢气实现氢气的医学效应。如何看待肠道内细菌产生氢气的作用是一个重要的问题,但这并不是反对氢水有疾病治疗效果的依据,至少不能因为这个原因就否定氢水的方法。

有人甚至说肠道内细菌每天可以产生 12 升氢气,其实这个是早期研究肠道菌群的学者的一种推测,后来已经有大量研究推翻了这个说法,现仍然被一些坚持反对氢气医学的人作为武器。真正判定来自肠道的内源性氢气多少,必须测定人的血液和呼吸气体中氢气的含量,测定的结果表明血液内氢气含量非常低,每个人的含量差别也比较大。人体通过呼吸等方式释放的氢气量很有限,否则生活在密闭空间内的宇航员或潜艇员就非常危险了。通过饮用氢水,从呼吸气体中检测到氢气浓度会迅速大量增加,说明来自肠道内的氢气并不是想象的那么多,通过饮用氢水来补充是可行的给氢气方法。

当然,氢水不是唯一给氢的方法,从剂量角度考虑,吸入氢气能获得更高的剂量,吸入也是氢气医学重要的手段和方法。从应用角度看,吸入是更接近医疗的方法,需要采用专业制氢设备。氢水则是一种简单的食品饮料,可归类为功能饮料,进入千家万户的门槛比较低,所以现在市面上有大量氢水相关产品。

人体产生多少氢气是很早就被学术研究的内容,如在 1969 年《新英格兰医学杂志》文章中测定结果表明,人每分钟大约产生 0.24 毫升氢气,每天产生 300 毫升左右,即使是吃乳果糖这种能大量促进氢气产生的物质,也只有每分钟 1.6 毫升,并没有达到有人声称的每天 12 升。

50. 氢水与咖啡,谁更强?

过去有人曾经认为喝咖啡对人体健康不利,容易导致骨质疏松等。现在流行观点认为,喝咖啡对人体健康有长期好处,能减少代谢相关慢性病发生,也能减少癌症发生。但是也有研究发现,喝咖啡不能太少,例如每天不能少于 2 杯,但也不要太多,如不要超过 6 杯。总之,喝咖啡的好处明确,但不要贪杯。

笔者对氢水的认可,是超过咖啡和茶的,也许是因为从事氢气研究吧,所以存在感情因素。

但理由是很明确的，氢水更接近于普通水，成分明确，除了水就是氢气，与咖啡、茶的成分复杂多样不同。对人体效果方面，因为咖啡和茶成分复杂，所以存在不确定性，但也存在效果协同可能。这方面氢水与茶、咖啡，可以说各有优势。但是，从学术或效应明确角度看，氢水研究深度比咖啡和茶要更明确，也是因为后者成分多样，导致研究难度增加。

咖啡因对中枢具有兴奋作用，氢气或氢水在这方面应该无法与咖啡因比较。但是没有想到的是，最新一项研究发现，对于24小时连续不睡觉的健康年轻人，喝咖啡因饮料和氢水，对于改善其警觉性方面，效果不相上下。氢气在其他方面的效应，也就更没有太多顾虑了。当然这个研究是初步观察，而且是短期效应观察。长期效应要看氢水能不能达到与咖啡因饮品类似的效果。

虽然在风味上，氢水远远无法比得过咖啡因饮料。从经济角度考虑，氢水制作成本远远低于咖啡因饮料。将来如果氢水能取代咖啡因饮料的部分市场，也将是对人类未来发展的巨大贡献。

如果氢水提神作用确定，那么对一些需要提神又不能喝咖啡的人，就有了一个完美的解决方案。将来医生给失眠的人建议，少喝咖啡，多喝氢水。正在准备考试的少年儿童，如果担心喝茶和咖啡兴奋过度，可以考虑喝氢水。

对一些需要长时间野外作业或海上长期航行，甚至未来的太空旅行者，氢水因为能现场制备，如果能代替咖啡因饮料，也是一种值得探讨的应用方向。

具体试验为健康无疾病受试者24小时无睡眠后，饮用体积相同的富氢水与咖啡因饮品的试验对比，受试者共23名，其中男性18名，女性5名，平均年龄21.6岁。结果显示，两种饮品都能提高受试者的警觉性，两种饮品效应无明显差异。具体结果上，两种饮料产生的效应存在一定不同，因为没有设计安慰剂对照，本研究无法排除安慰剂效应。

既然氢水有类似咖啡因的效果，那么氢水会不会产生类似咖啡因的负面效应呢？例如导致短时间兴奋，让人不容易入睡的情况，这方面也应该继续深入研究。这次试验的受试者是健康的年轻人,对老年人或更年轻的人群,氢水会不会产生同样的效果。这些都是需要进一步研究来回答的问题。

51. 氢气抗氧化能力比维生素 C 和维生素 E 强吗? ⓗ

许多热爱氢气医学的朋友在宣传氢气医学效应时,往往容易情绪化,似乎不用最强就无法表达对氢气医学的爱,例如说氢气是最强的还原剂。其实氢气并不是最强的还原剂,自然界中还原性最强的是自由电子,氢原子的还原性也比较大,但是氢气的还原性真的不怎么强。说氢气是最好的生物抗氧化剂基本正确,说氢气是最强的还原剂就是大错了。

认为氢气抗氧化作用强的一个原因是氢气相对分子质量比较小,一个氢气分子可提供 2 个电子,而一个维生素 C 相对分子质量为 176,才能提供 1 个电子,似乎氢气抗氧化作用是维生素 C 的 352 倍。其实抗氧化作用强弱不仅指提供电子的数量,更主要的是提供电子的难易程度。维生素 C 提供电子的能力强于氢气,因此并不能说氢气比维生素 C 抗氧化作用强。

最早发现自由基生物学效应是源于发现放射线造成细胞损伤的原因是自由基的增加,自由基能产生细胞氧化损伤。由于身体内自由基一般都具有氧化作用,简单推理认为还原能力强的抗氧化剂能对抗自由基避免氧化损伤。

但是随着对自由基生物学研究的深入,人们逐渐发现细胞内很多种类自由基并不具有危害性,而是维系细胞功能的关键成分,没有自由基就没有细胞的正常功能。自由基有多种类型,虽然大多数自由基是细胞功能不可缺少的,但是部分氧化作用非常强的自由基如羟自由基对细胞分子危害极大。目前研究证据表明,氢气能选择性中和羟自由基,是目前发现的最理想的羟自由基选择性抗氧化物质。

氢气的优势是具有选择性抗氧化作用,这也是氢气产生生物学作用的理论基础。选择性抗氧化并不等于最强的抗氧化物质,恰好是氢气并没有过于强大的还原性才具有的特征,而其他比氢气还原性更强的物质如维生素 C 则缺乏这种选择性,这也是维生素 C 无法产生类似氢气的广泛生物学效应的原因。

所以氢气并不是强还原剂,而是非常理想的生物还原剂。氢气生物作用主要是依靠研究证据,而不是简单的理论推理。在各种抗氧化剂中,氢气因为相对分子质量最小,具有非常强的穿透能力,这也是氢气能发挥作用的重要性质。

当然氢气的医学效应之所以受到广泛重视,还有一个关键原因就是其高度的生物安全性。安全性和有效性是医学应用的基础。

总之,具有选择性抗氧化作用的氢气比维生素更优越,但并不是比这些物质抗氧化作用强。

52. 为什么许多抗氧化剂没有效果?

自由基是指带有"未配对电子"的原子、原子团和分子。由于未配对电子有很强的"配对"的倾向,能够从许多分子中"抓"出电子和自己配对,它们一般具有很高的化学反应性。

活性氧不一定是自由基,是指那些含有氧原子但化学性质和生物作用类似于自由基的物质,比较典型的如过氧化氢。活性氧的叫法主要是生物学领域根据效应来命名的。

自由基产生后很快就与周围其他物质反应,"寿命"很短。从 1900 年开始到后半个世纪,少有人认为自由基能够在人体内存在,或者和疾病衰老有什么关系。美国科学家 D. 哈曼(Denham Harman, 1916—2014)的研究结果改变了人们的看法。哈曼教授在加州大学伯克利分校工作期间,注意到原子弹和 X 射线的辐射能在机体内产生自由基,缩短动物寿命。当时人们根据化学特征推测,抗氧化物质能和自由基活性氧发生中和反应,富含"抗氧化剂"的食物能减轻放射线的危害,那么自由基是否与衰老有关? 为了验证这个想法,他给遭受射线照射寿命缩短的小鼠喂各种"抗氧化剂",发现这些物质能延长小鼠寿命 30% 左右。哈曼确信自由基是造成人和动物衰老的原因,他于 1956 年发表了"自由基衰老理论"。

自由基衰老理论认为,人和动物不断受外界射线等因素作用导致体内自由基产生,自由基导致组织细胞损伤,这种伤害积累到一定程度就造成衰老。利用抗氧化物质中和自由基能减少损伤,从而能延缓衰老。因为发现自由基在正常组织内也不断产生,这种理论后来不断修正,认为自由基引起的衰老是生物代谢的必然后果,采用抗氧化剂能延缓这种衰老。

受自由基衰老理论的影响,许多人开始热衷于服用抗氧化剂。特别是另一个重量级科学大咖对这个热潮产生了极其重要的影响。这位大咖就是著名的诺贝尔和平奖和化学奖"双料"获得者鲍林教授。他认同自由基有害健康且是癌症和衰老等的根源,提出超大剂量服用维生素 C 预防感冒、衰老和癌症的观点,并先后写了三本畅销科普书,对人们服用维生素产生了巨大影响。1970 年,鲍林发表文章《维生素 C 与感冒》,极力劝大众每天吃 3 000 毫克维生素 C,鲍林认为大量维生素 C 会让感冒很快消失。随后他再次写书声称维生素 C 可预防癌症,甚至可以延长寿命。鲍林和哈曼教授关于自由基衰老理论相互配合,引起全世界民众服用维生素 C 等抗氧化剂的热潮。

但是按照循证医学的观点,是否能产生治疗效应,必须依靠临床研究证据,最好是大规模双盲对照临床研究。但服用抗氧化剂并没有太多这样的高质量证据,所以很难得出比较明确的结论。尽管如此,后来对维生素"抗氧化"作用的研究结果仍然让人意外。

例如维生素 E 等 68 个抗氧化维生素的随机对照试验(不双盲),从中挑选了质量最高的 164 439 个健康人,以及 68 111 个多类疾病患者。综合分析结果表明,维生素没有延长寿命的效果。一些维生素还会增加死亡率(如维生素 A、β 胡萝卜素和死亡率的增加有关)。另有学者评估了 26 个维生素的效果,结果与上述研究相似,即维生素对降低死亡率没有效果,反而使死亡率轻度升高。

那么为什么自由基能造成身体伤害,中和自由基的抗氧化剂没有实现预期的效果呢?

这主要是因为,自由基虽然有害,但对生物体来说自由基也是功能分子,细胞正常功能时刻都离不开自由基的作用。20 世纪中叶研究自由基作用的学者都注意到自由基有害的一个方面,因为这种损伤非常明确,道理也非常容易理解。但是大家都忽视了自由基具有正面作用的这个因素,因为这个因素相对弱一些,也不符合直觉,难以得到普通人的理解和认可。其实研究自由基的学者很快就认识到这个问题,例如免疫功能中最重要的发现就是炎症细胞利用自由基杀死细菌的现象,自由基就成了细胞攻击致病微生物的武器。当然后来越来越多的研究证明,自由基是生物功能不可缺少的物质基础,随随便便抗氧化没有效果甚至有危害是必然的结果。抗氧化似乎走向了死胡同,如何面对这个尴尬的局面。且听下一问。

53. 有报道氧化应激能延长线虫寿命,氢气会不会很尴尬?

2019 年 12 月 5 日密歇根大学学者发表在《自然》期刊上的研究指出,线虫幼年时的氧化还原状态会影响它们的寿命,把线虫幼虫暴露在 1 毫摩尔每升的百草枯处理 10 小时,人为制造一次氧化应激,能显著增加它们的整体寿命,部分线虫可增寿 8.7%。其中发现幼年线虫高氧化状态或暴露在氧化应激环境都可以延长寿命,抗氧化处理则可以逆转这种效应,幼年线虫的高氧化状态可使老年体内氧化应激下降。这一研究结果看起来不符合常理,似乎氧化更有利于长寿,其实不然。因为这些线虫在幼年暴露在氧化环境下恰好能诱导其身体内产生更强抗氧化能力,表现出老年低氧化状态,从而延长了寿命,这正好说明氧化过度是衰老的原因,而降低氧化能延长寿命。只不过在年幼时进行氧化暴露可以产生终生的抗氧化能力,从而获得更好的低氧化效应。

那么这是否说明抗氧化存在不利的可能,确实如此。例如在年幼时给线虫抗氧化可能产生年老时抗氧化能力不足的问题,类似于在年轻时受到的氧化锻炼不够。这个研究结果对于氢气来说是不是不利的证据?这恰好不是,因为氢气选择性抗氧化不同于一般抗氧化剂,普通抗氧化剂没有选择性中和具有信号作用的活性氧,而产生抗氧化诱导作用恰好需要具有信号作用的活性氧。而上述研究结果表明,活性氧具有一定信号作用,在线虫生命早期影响了组蛋白的 H3K4me3 修饰,这是典型的表观遗传学修饰,能产生一生甚至可以跨代的效应。

氢气选择性抗氧化正好避免毒性自由基引起的氧化损伤,并不影响具有信号作用的活性氧,具体到这个线虫的效应,就是不会影响组蛋白的 H3K4me3 修饰,当然就不会影响这种正面的氧化应激效应。因为氢气能减少氧化损伤,保留信号活性氧效应,所以氢气不仅不会影响氧化诱导效应,可能还能增强这种效应。过去一些研究发现氢气诱导内源性抗氧化作用,例如可以通过 Nrf2 诱导抗氧化相关酶表达就是这个道理。虽然在理论上可以这样分析,但还不一定能完全成立,需要用研究结果来确认。

54. 氢气那么好,就不需要保健品和药物了吗?

氢气的生物医学作用非常神奇,对人的安全性高而且目前未发现不良反应,那么是不是就不需要其他保健品和药物了,只用氢气就可以解决所有问题了?

氢气并不是药物,治疗疾病首先要靠医疗手段。氢气目前最多就是一种促进健康预防疾病的方法,更不能说氢气能解决所有问题。再次强调,氢气不是万能的,并不能解决人体和生命所有的问题。

氢气不仅不能代替药物,也不能代替氧气和营养物质,这些物质缺乏都不能用氢气来解决。氢气作用虽然好,只是从安全性、对氧化损伤和炎症反应的对抗作用角度来评价的。

即使对炎症和氧化损伤本身,氢气也不能完全取代其他手段的作用,例如维生素和多种抗氧化酶仍然是维持体内氧化还原平衡不可缺少的关键,如果体内缺乏这些物质,仍然需要外源补充。炎症反应本身也是重要的免疫功能,也是身体的一套重要活动方式,单独抗炎症也不能解决所有问题。

维持正常炎症反应,减少过度炎症导致的损伤才有价值和意义。

氢气只是提供了一种新的调节工具和手段,不是取代其他有用的方法,更不能代替药物作为治疗疾病的基本方法。

作为健康生活方式的补充,我认为健康需要多种手段联合,比较提倡结合"迈开腿,管住嘴,喝水就喝富氢水"这样的多方面健康生活方式。现在有大量证据说明氢气能治疗一些疾病,至少具有潜在治疗作用。但是这些都只是研究层面,氢气还没有达到治疗疾病药物的标准,没有成为临床治疗工具,所以绝对不可因为氢气有潜在效应和安全性高,就随意排斥医药手段对疾病治疗的优先地位。我们期望氢气医学通过更严谨的临床研究,能最终成为临床治疗方法,能成为日常健康保健的工具,为健康中国贡献一份力量,也为人人获得健康长寿发挥一定作用。在这期间,不能过分夸大氢气的效应,不能把基础研究作为人体效应的必然推论。

55. 氢气能通过抗氧化延长人类寿命吗?

对氢气医学有兴趣的人一般希望氢气能延长人类寿命,但是从目前的研究证据看,氢气是否有这样的作用没有明确证据,甚至在未来很长时间内都无法确定。

不过确实有一些相关研究提示氢气可能具有这样的作用。

首先,在衰老领域,自由基氧化损伤仍然被认为是造成衰老的重要因素。而氢气作为抗氧化损伤的"明星"分子,减少氧化损伤意味着可能具有抗衰老的作用。其次,氢气对某些与衰老相关的疾病有一定治疗效果。至少从动物实验结果看,氢气能治疗糖尿病和与糖尿病相关的并发症。氢气对阿尔茨海默病和帕金森病也有一定治疗作用。从氢气对这些与衰老相关的疾病的效应看,氢气或许具有抗衰老的作用。也有一些对衰老研究比较直接的证据,例如日本曾经报道过 100 岁以上老年人,体内氢气浓度比普通人高。更有意思的是,这些老人的子女体内氢气浓度也高于普通人。关于抗衰老的直接研究主要是动物实验，如发现能释放氢气的含镁食物能延长果蝇平均寿命，但可惜的是不能延长最终寿命。用氢水做的线虫实验也发现线虫的寿命明显延长。

研究表明，人类最长寿命大约在115岁，利用人类现有的医疗和健康策略，这个极限并没有被打破的迹象。如果有人说氢气能让你长寿，那么显然是胡说。因为氢气效应刚被发现10年多，短时间内不能证明氢气对人类寿命有没有作用。我们只是希望氢气能带来健康，让我们更有可能健康活到自然衰老。

氢气能不能延长人类寿命，目前我们不了解。氢气抗氧化、抗炎症让人类能延长健康生活时间，活得好其实比活得长久更有价值，当然借用佛家的说法，活在当下才是真实的。希望氢气能让我们当下更美好，不要总想着长生不老，那不仅是梦幻，而且不符合自然规律。

56. 氢气能提高免疫力对抗新型冠状病毒吗？

免疫力是一个特定的概念，并不是现代医学所说的免疫功能。中国人对免疫力的理解，主要是对免疫系统的正面作用，是指身体抵抗力，而不是现代医学的免疫功能。从目前一些研究线索看，氢气有可能具有提高免疫力的作用。更严格意义上来说，用免疫力等同抵抗力，就是看到免疫功能的正面价值，忽视了免疫系统的破坏力。免疫系统能让我们避免严重损伤和外来微生物的破坏，甚至能帮助我们身体修复损伤破坏的组织，最大限度地维持正常身体功能。例如皮肤伤口，细菌在这里生长会导致感染。感染后身体就会启动免疫系统，通过免疫细胞发生免疫炎症反应，炎症的典型表现就是局部红肿热痛。如果感染更严重，炎症反应很厉害，会发生脓肿等反应，一般感染逐渐消退后，伤口出现瘢痕或完全恢复正常。如果这个过程失效，细菌从创面向全身扩散，可以造成全身感染的败血症，甚至危及生命。对抗细菌感染时，免疫系统基本上发挥好的作用，是对抗细菌感染维护身体健康的必要条件。尽管如此,免疫反应也会对人体自身产生危害,特别是免疫反应过度的情况下,这种损伤更突出。这好比警察抓罪犯,不小心会伤及无辜群众。皮肤免疫炎症时会产生疼痛,组织结构一过性或永久破坏,身体能量代谢等发生改变如发烧等。所以免疫反应有对抗损伤感染的功能,也需要付出一定代价。更麻烦的是,免疫系统本身也能发生紊乱。常见的是免疫反应过度导致的过敏反应,过敏反应一般情况下是身体对没有严重伤害的外来抗原如花粉螨虫等产生了过度反应。危害更大的情况是自身免疫疾病,核心是免疫系统对身体自身成分和细胞发生免疫攻击,把自身当成敌人,敌我不分的免疫系统危害极大。典型的如类风湿关节炎和系统红斑狼疮等。总之,免疫系统是维护健康的必要条件,但过度反应会损伤身体。从免疫系统可能对身体自身造成伤害这个角度来说提高免疫力似乎不是一个非常好的描述,容易让人产生误会,至少学术界不喜欢使用这个表达方式。人群整体上有两种情况会出现免疫系统功能下降,一个是刚出生 6 个月的儿童,因为来自母体的免疫抗体逐渐失活,但自身的免疫系统还没有完全建立起来,免疫功能比较差,这个阶段非常容易发生细菌和病毒感染。随着年龄增长,到中老年阶段,免疫功能确实会逐渐下降,比较典型的是胸腺逐渐萎缩。免疫反应都会迟钝,这个时候如果发生感染,就不太容易顺利愈合,容易全身扩散甚至带来严重后果。临床上使用注射人血免疫球蛋白的基本逻辑也就是根据这个理由。最近有研究发现,某些抗衰老方法确实具有逆转衰老导致的免疫功能下降。

氢气能提高免疫力吗? 如果这里的免疫力说的是身体健康状况,氢气提高免疫力的可能性非常高。如前所述,氢气可能具有抗衰老作用,那么这种将与衰老相关免疫功能下降恢复正常的作用可能会存在。当然氢气提高免疫力的效应还需要研究确认。另外一些使用者的经验或许能暗示氢气具有提高免疫功能的作用,例如不少使用者说用氢气后感冒次数减少了,或者感冒后恢复更快了。过去经常有口腔溃疡的人使用氢气后口腔溃疡次数减少了,过去经常上火口周疱疹现在不太容易发生了。许多癌症患者吸氢气后病情缓解了。甚至日本学者发现长时间吸入氢气后患者抗肿瘤免疫功能增强了。氢气减缓了放化疗后造血功能的下降程度。这些似乎表明氢气对维持正常免疫功能有一定的正面作用。

如果氢气能提高免疫力,能不能预防新型冠状病毒感染?这是另外一个问题。我们知道,小孩和青少年似乎不容易感染这种病毒或感染后不容易发病。假如氢气真的能提高免疫力,或许能降低感染后病情严重程度。但是这很难获得直接证据,因为我们很难进行严格的盲法对照。所以当前情况下,宁可信其无,不给国家找麻烦。如果机遇巧合,有一批患者正好是坚持使用氢气喝氢水的人,结果感染了病毒,竟然没有或很少病情严重的,那么只能说运气很好,巧合提示氢气真有效果。

对付新型冠状病毒,切断传播途径是最有效策略。因为我们现在没有任何特效药物。但是,自身免疫力是最后一道防线,这种情况是针对不幸发生感染的人,虽然医疗救护非常重要,但存活希望最高的是那些自身健康状况比较好的人。当前情况下,首先是配合做好隔离,然后是通过饮食、运动、心理等方式,设法提高自身免疫力,这是积极协助抗击病毒的最有效方法。

57. 氢气用于保健有什么优势? H₂

氢气作为健康促进工具有许多优势,例如简单方便,经济实惠,效果广泛,没有毒性作用等。

身体健康的重要性已经越来越受到国人的重视,但健康理念需要继续强化,因为仍然有许多人对健康不够重视。

健康是一种美德。因为健康不仅是对自己生命负责的态度,是对父母子女亲人的负责态度,也是对国家甚至对全人类负责的态度。

这次全球新型冠状病毒疫情就能告诉我们这个道理。面对病毒,人类命运就是个共同体,因为病毒并不分你我他,人人都会被感染,打赢这场战役,不仅对中国,甚至对全球来说都是非常重要的。每个人最重要的防线是自己的身体底子,或者说自身免疫力,但是免疫力不是靠一两天就能提高的,需要有个积累过程,特别是需要我们对健康的重视。平时需要重视膳食营养,远离不良生活习惯,加强运动锻炼控制体重,保持良好心态等。这些都是被大家广泛认可的,也都是健康中国计划中重点推荐的方法。这些提高免疫力、促进健康的常规方法有共同特点,就是简单方便,经济实惠,效果广泛,没有毒性。按照同样标准,可寻找更多方法。例如好的饮用水和好的生活环境也是促进健康的方法,是国家提倡促进健康的内容,具体体现就是要重视生态建设。

氢气被发现具有抗氧化抗炎症生物学效应后,由于其具有更多先天优势,如分子结构简单,制造方法成熟,制造成本低廉,对人体安全无害,生物学效果广泛,决定了氢气完全能作为一种健康促进的理想工具。

目前制约氢气医学广泛应用的主要因素是认可度不足,虽然已经有1600余篇相关学术论文发表,其中接近1000篇是关于氢气具有疾病治疗作用的研究,但这些研究仍然属于初步阶段,没有达到氢气属于临床药物的层次,所以从学术上看不能将氢气作为疾病治疗药物对待,也不能针对具体产品进行宣传。非氢气研究领域的学者没有广泛接受和认可氢气医学。普通百姓对氢气医学的认可更为不足,再加上一些不良商业推广行为,过度夸大效果的忽悠行为,产生了一些负面影响。这些都是制约、干扰氢气医学和产业健康发展的因素。

氢气已经作为未来绿色能源的概念,最重要的特点是氢气作为能源在使用过程中不会产生有害残留,产物是水,也不会危害环境,是宇宙中最理想最人性化的化学能源载体。氢气作为健康促进工具,也具有这种特征,对人没有危害,能方便获取,人人都可以使用,不影响工作和生活习惯等。相信不远的将来,氢气一定会成为人类健康生活方式的主要工具。

58. 为什么氢+动是珠联璧合的健康生活方式?

体育锻炼是健康生活方式的重要组成,但运动也存在一些问题,例如运动过度会导致身体伤害,剧烈运动不仅不利于健康,还会导致疾病,氢气能在缓解运动损伤的同时,增加更多健康促进因素。更重要的是氢气是比运动更容易让人接受和习惯的简单办法,只要你愿意,随时随地动起来,最好是**运动**+**氢气**这种珠联璧合的方法。

剧烈持续的体育运动会导致骨骼肌活性氧增加,导致氧化应激相关组织损伤、炎症反应、肌肉力下降和疲劳。抗氧化膳食补充剂能降低活性氧水平,缓解运动性疲劳,也能促进运动后恢复。

运动产生的健康效应,许多是由于伤害性刺激诱导身体产生的抗损伤反应,其中抗氧化就是比较典型的特征,抗氧化作用一般需要一定氧化损伤因素激发。不过运动的各种健康效应恰好是通过运动诱导活性氧功能增强的,这些效应能被传统膳食抗氧化剂屏蔽。

因此,活性氧具有双面效应,一方面过度增加会带来损伤,另一方面能通过信号启动正常生物学效应。所以理想的抗氧化应激方法和手段就应该是在不影响正常活性氧信号作用基础上,减少氧化损伤。按照这样的标准,氢气是一种非常理想的抗氧化物质。

氢气曾经被认为是没有生物学效应的生理惰性气体,2007 年日本学者的研究纠正了这一错误看法。氢气不仅具有抗氧化作用,而且有其他抗氧化物没有的独特优点。氢气在组织细胞内的扩散能力强大。氢气化学活性相对稳定不影响细胞正常生化代谢平衡,只中和有毒活性氧不影响具有信号作用的活性氧,不会破坏氧化还原平衡。这些特点决定了氢气在产生抗氧化作用的同时,不会有明显毒副作用。

氢气减少氧化损伤,运动激活氧化应激,启动体内抗氧化系统,氢气减少运动产生的伤害,协助运动启动内源性抗氧化系统。因此氢+动是更理想的健康生活方式。

59. 氢气医学应如何参与抗病毒战役? H_2

新型冠状病毒疫情发生以来,牵动几乎所有人的心,氢气医学研究的学者和产业也不例外,更有许多学者和企业用不同方式积极参与这项重要工作中。也有人认为我们不够积极主动,失去了参与这次重要工作的机遇。但作为氢气医学研究学者,我们有自己的看法,希望和大家交流。

病毒对人类的威胁从来没有停止过,过去人类应对病毒的工作虽然有成效,但并不那么成功。历史上病毒从来都是人类整体生存的重大威胁,特别突出的如天花,高死亡率导致的严重破坏性让我们不寒而栗。人类最终通过接种疫苗取得了消灭天花的伟大胜利。但是这种策略并不是对所有病毒有效果,特别是 RNA 病毒,如流感病毒、艾滋病病毒和冠状病毒。因为 RNA 病毒容易发生基因突变,能快速逃避人类的免疫系统追杀。靠疫苗最多只能控制扩散,难以实现消灭的目标。药物治疗病毒感染方面,最成功的是对慢病毒艾滋病病毒,但对复制速度快的病毒如冠状病毒并不理想。今天对付这种传染病只能退回到 100 年前人类就掌握的"惹不起躲得起"的隔离技术,就是所谓的三板斧,控制传染源、切断传播途径、保护易感染人群。这些重磅策略是在无法特异性治疗传染病的情况下最佳的有效策略。我们现在采用的就是这个方法,初步看效果是很好的。2003 年我们有个好运气,当时的非典病毒突然人间蒸发,现在似乎很难指望再次好运。王辰院士等许多专家开始预测这种病毒可能会和人类长期共存的情况。好消息是,这种病毒毒性没有那么恐怖,虽然武汉地区的病死率比较高,但湖北以外区域和国际上都比较低。造成这种差异的主要原因有两个,一是武汉这里患者数量太多,医疗资源相对不足,救治整体水平低于湖北以外的地区。国家调集大量医疗队伍支援湖北就是解决这个矛盾,我们看到情况在好转。另外一个原因是早期有许多未及时诊断的无症状或轻型患者。

氢气医学应用想要有所作为,应从以下三方面着力。

一是按照规范应用于新型冠状病毒感染

氢气具有生物医学效应是最近 10 多年才发现的,是医学领域的新面孔,距离广泛应用于临床,仍然有许多问题没有回答。例如我们不知道氢气能否根据循证医学标准对某些疾病产生明确的治疗效果。显然对于新型冠状病毒性肺炎,氢气的作用也是不清楚的。考虑到氢气理想的抗炎症抗氧化作用,和对人体极大的安全性,氢气对以新型冠状病毒炎症因子风暴为核心的重症有效果也是有很大可能的。不过这只是推测,不能作为临床应用的依据,要进入临床应用,必须获得明确的研究证据。最近已经有不少氢气相关的临床研究开始实施,希望最后能获得可靠的证据,能获得进入应用指南,当然能最后成为国际上用于防治这一疾病的有效方法更好。这是我们大家都希望达到的目标。但是现在只是进行临床试验阶段,并没有真正应用。例如上海潓美医疗氢氧雾化吸入机已经获得临床应用的许可,作为一种医疗器械,按照同情用药的原则,用于目前没有任何特定药物的新型冠状病毒感染,在可能有一定作用的情况下,完全是符合逻辑的。当前临床上最要紧的问题是挽救重症患者生命,减少轻症患者转化为重症的比例。早期抗病毒为关键,中后期抗炎症反应保护损伤器官非常关键。氢气如果能在挽救生命,减少重症转化比例方面产生一定效果,善莫大焉。

二是帮助支持抗疫人员

医护人员是这次战役的战斗人员,如何保护他们的身体安全和健康是非常重要的工作,也受到党和国家的高度重视。氢气医学发展到今天,已经发展了多种使用方法,氢气吸入已经成为医疗器械,用于慢性呼吸系统疾病症状改善。氢气在作用基础上具有广谱性特点,更重要的是氢气制备技术简单容易,造价也比较低,使用水作为载体也能实现生物学效应。如早就进入市场的氢水、饮水机、氢胶囊,甚至有面膜等多种产品。这些产品虽然不是药物,但对于改善睡眠,缓解疲劳和减少应激伤害等方面,都有非常丰富的研究证据支持。这些产品如果给一线医生护士人员使用,对提高一线战士们的战斗能力和士气,都具有一定正面价值。笔者日前和上海汇康氢医学研究中心的同事一起倡议国内氢气健康产品的企业,给一线的医护人员捐赠相关产品,从一线医护领队收集到的信息表明,氢气产品给他们带来不少正面效应,对我们表示感谢。当然在这个紧急关头,能做一点力所能及的工作,可让每天揪起的心有一些舒缓。

三是做好长期斗争的准备

在早期有效隔离控制大规模扩散的基础上,相信当今的医学生物学技术能很快在疫苗、抗病毒和重症治疗方面取得进展,我们完全有战胜病毒的信心。但是对新型冠状病毒我们不能过于乐观，要有长期斗争的准备。如果病毒长期在人间存在，将来必然面临如何应对的问题。最好的办法是能获得特异性免疫，这就需要疫苗来完成这个任务，当然受到感染后痊愈的人也获得了这个能力。另外就是依靠抗病毒药物或感染后疾病治疗药物。这些方面的任何进步都对我们长期和病毒斗争有重要意义，多个方面取得进步将给我们解决问题提供多种方法。有一种比较大的可能，就是病毒经过变异并在人类免疫力的作用筛选下，逐渐失去强致病性，变成一种比较接近流行感冒的病毒。那么我们就可以获得暂时休战的时间窗口。出现这种情况我们也不能掉以轻心，因为我们真的无法避免未来更让我们棘手的新型病毒出现。做好和病毒长期斗争的准备看来是十分必要的。这个时候就要注重个人的基础免疫力建设了。虽然有人认为增强免疫力的说法不够准确，其实应该说抗病能力更好。在建立免疫力角度，减少慢性病应该是更重要的方面。提高全民健康水平，减少慢性病，也是建设健康中国的重要任务。这次病毒感染，有许多患者死亡，但是比例高的正是那些合并慢性病的患者，说明减少慢性病的意义是非常大的。氢气医学在控制慢性病方面应该有更多空间可以挖掘，特别是对糖尿病、动脉硬化和高血压的控制，都已经有不同规模的基础和临床研究证据。

60. 氢气能不能治疗骨质疏松？

常言说，他山之石可以攻玉。最近一篇关于金属镁释放氢气效应的研究，可以说给氢气的效应提供了很好的证据。该研究发现，氢气对破骨效应可产生抑制效应。这一效应的医学意义在于，可以解释过去发现的氢气能对抗微重力情况下的骨质丢失。对氢气健康效应来说，可以根据这一研究，考虑氢气对老年人骨质疏松的防治效应。对于长期卧床患者，氢气减少骨质丢失是具有重要意义的。因为破骨细胞是骨组织特异性巨噬细胞，氢气对这种细胞的抑制作用也给氢气对其他组织巨噬细胞激活抑制作用提供重要参考。

金属镁和镁合金是一种新型生物可降解材料,用于骨组织修复。与其他已经使用的如钛合金和不锈钢等金属生物材料相比,金属镁材料在骨诱导和骨传导能力等方面有更突出优点。但是在实际应用时,仍然存在一些需要克服的问题。其中一个比较重要的就是金属镁在生物组织内被腐蚀降解过程中会释放出氢气。因此,氢气对骨骼组织愈合和重构的具体作用仍然需要研究。

氢气曾经被认为是生理惰性气体,但是最近研究证明氢气具有广泛生理功能,并对166多种人类疾病具有潜在治疗作用。许多学者研究发现,氢气具有抗氧化活性,能减少各种活性氧增加导致的组织氧化损伤。在肌肉骨骼方面,也有研究结果发现氢气能缓解微重力骨质丢失,氢水也能抑制牙周炎导致的牙槽骨吸收。

破骨细胞是骨吸收的主要功能细胞,在骨发育、生长、修复、重建中具有重要的作用。破骨细胞起源于血系单核——巨噬细胞系统,是一种特殊的终末分化细胞,它可由其单核前体细胞通过多种方式融合形成巨大的多核细胞。早期未成熟的增殖性单核吞噬细胞称为破骨细胞前体,在化学因子的作用下进入血液循环,再在基底多细胞单位所释放的信号因子的作用下进入骨结构腔体,在各种化学因子、转录因子、细胞因子等信号因子的刺激下融合为多核细胞并最终活化为破骨细胞。

镁合金植入骨骼后,释放出的氢气和骨骼单核细胞之间的关系应是骨整合和稳定性至关重要的因素,但过去对这种作用了解很少,这就是本研究需要解决的问题。

不过,单核巨噬细胞并不只形成破骨细胞这一种,几乎每种组织都存在组织特异性巨噬细胞,这种细胞在控制炎症反应中发挥重要作用。例如研究发现,新型冠状病毒性肺炎就与肺泡组织中巨噬细胞存在非常密切的关系。且病毒可以定居于巨噬细胞,这可能是导致炎症反应不能正常中断的重要因素之一。所以本研究虽然是立足于与镁材料相关的问题,但对理解氢气和巨噬细胞激活之间的关系也有重要意义。

研究结果发现,氢气浓度为50%和75%时能明显抑制破骨细胞形成。

氢气(浓度为 50%)能降低骨髓单核细胞分裂、促进细胞凋亡和抑制破骨相关基因表达。研究表明氢气可显著抑制小鼠骨髓单核细胞形成破骨细胞的多个过程。

氢气在各种浓度(2%、25%、50%和 75%)条件下诱导 5 天对骨髓单核细胞破骨相关基因表达都没有影响。但是当用氢气处理 7 天和 10 天后,虽然 2%的氢气没有作用,但 25%、50%和 75%的氢气可产生明显作用。特别是 50%和 75%的效果最明显。这一结果说明,不同氢气浓度可产生不同作用,这属于剂量依赖关系,是说明氢气效应可靠性的重要证据。

本研究结果和过去研究存在一定差异,例如 2007 年日本学者发现 2%的氢气短时间就可产生显著保护效应。可能的原因是细胞类型不同,这一研究只是细胞学研究。过去动物吸入氢气的研究一般没有研究氢气在组织中的水平。在浓度为 50%的氢气对细胞增殖的效应研究中,诱导少于 3 天时没有发现抑制作用。这可能是细胞增殖需比较长时间才能完成。研究发现氢气能阻断细胞周期的 G1~S 期。以往一些研究发现,骨髓单核细胞形成和分化为破骨细胞与活性氧有关。氢气发挥抗氧化作用会导致细胞内活性氧水平不足。这可能是抑制骨骼单核细胞分化为破骨细胞的生物化学基础。这是首次关于氢气对破骨诱导骨髓单核细胞效应的研究。结果表明氢气能显著抑制破骨形成,功能和基因表达都符合其效应。氢气能抑制细胞增殖,促进细胞凋亡,抑制相关基因表达。这可能为镁合金生物材料用于对抗骨破坏相关疾病提供了一种可能。

实话说,对于氢气医学研究来说,我们乐于见到发现氢气的生物学效应。这一研究也完全符合我们的希望。但对于镁合金生物材料来说,这种效应并不是最好的现象。任何生物学效应都存在两面性的问题,例如这里对破骨效应的抑制作用,这并不是病理效应,完全可以认为是生理功能。一种外来物质会对生理功能产生干扰,不能简单判断好坏。氢气在金属镁材料中,比较棘手的是产生局部气泡带来的压力效应,这是对使用这种材料比较不利的问题。当然,氢气的生物安全性非常高,真不需要担心其不良效应。

61. 氢气和肠道菌群有什么关系? ⓗ₂

氢气和肠道菌群有非常密切的关系。

首先,自然界中大多类型的细菌,包括肠道菌群和人体内正常菌群都能代谢氢气,代谢氢气包括合成和利用氢气或同时拥有合成利用氢气的能力。其次,氢气能促进肠道蠕动,这是影响肠道菌群的重要因素。最后,肠道菌合成氢气可以影响人体健康。

肠道菌群和人体健康的关系非常密切。

氢气是肠道菌群的核心代谢物质,所以氢气对肠道菌群的健康具有重要作用。肠道细菌也是自然界常见的细菌类型,大约50%的肠道细菌存在代谢氢气的能力和潜在能力,主要是这些细菌基因组中都含有能代谢氢气的氢化酶基因。有这样的能力并不奇怪,因为细菌中有许多类型生活在厌氧环境,肠道也属于相对厌氧环境,而许多厌氧菌依靠氢气作为能量代谢的物质基础。在地球远古大气中并没有氧气,没有氧气的地球环境已经进化出细菌这种微生物,但没有氧气的地球古代大气中含有相对丰富的氢气,氢气作为电子供体,给生命过程提供还原物,被其他具有氧化作用的金属离子等物质氧化产生能量,给生命体提供基本的能量来源。许多大肠杆菌含有氢化酶基因,一旦肠道细菌获得碳水化合物,第一类代谢产物就包含氢气。许多人都比较熟悉这种情况,当我们吃地瓜或大豆时,肠道容易胀气,就是因为地瓜和大豆内含有小肠难以消化吸收的多糖,如地瓜的果胶和大豆的寡聚糖,这些小肠内无法消化的多糖可给大肠内细菌提供能量,细菌利用这些多糖产生大量氢气。

当然细菌产生的氢气大部分并没有被消化道吸收,主要是被另外的细菌作为食物消耗掉。比较著名的能利用氢气的细菌包括胃幽门螺杆菌和肠道内产甲烷菌,这些细菌平时得不到足够的氢气,因此往往不容易大量繁殖。但是如果能给大肠细菌提供能量,这些产氢菌和用氢菌都能雨露均沾,幸福生活。

　　肠道菌群制造的氢气也可以部分被人体吸收,机体吸收肠道菌群产生的氢气可发挥生物学效应。我们课题组曾经用乳果糖口服的方法,发现能让动物体内产氢气,这种氢气能发挥治疗脑缺血的作用。南京农业大学也有学者研究了肠道菌产生的氢气对抗某些食品毒素导致的猪消化道毒性。也有学者利用肠道菌产氢气预防动物高脂饮食导致的动脉硬化。日本学者也系统研究了直链淀粉诱导肠道菌产氢气对肝脏缺血保护的作用。

　　借助肠道菌群更好地发挥氢气的健康促进作用,要把握四个方面问题。

　　一是吸入和氢水洗澡等方式不太可能会影响肠道菌群。虽然通过吸氢可使氢气进入血液,但这些氢气大部分会通过肺释放到体外,不太容易进入肠道内。

　　二是关于饮用氢水的情况。理论上氢水不太容易进入大肠内,因为饮用后大部分会在胃和小肠内被吸收,能保留到大肠应该不会太多。尽管这样,氢水对肠道菌群的作用仍然应该超过氢气吸入的方式。主要是因为氢水可直接影响肠道蠕动,这样可减少上消化道的营养成分吸收时间,给下消化道大肠内细菌提供更多能量物质。饮用氢水经过吸收少量保留在肠道内的氢气也可能对菌群产生调节作用。

　　三是服用氢化物对肠道菌群可能的影响最明显。因为这种方式不仅在肠道内产氢气持续的时间长,还能通过提高肠道碱性有利于肠道菌产生氢气。

　　四是通过营养保留诱导肠道细菌产氢气可能会存在菌群适应现象,就是随着肠道内细菌产氢气的增加,消耗氢气的细菌随后增殖,这导致氢气总体产生量有回归现象,所以这种方法很难长期持续。

62. 氢气能改善睡眠吗?

　　使用氢产品的人经常会有这样的反馈,说吸氢喝氢水对睡眠改善效果非常好。但是也经常会有人问,为什么氢气能改善睡眠的效果?

睡眠是每个人的终身大事。睡眠是高等脊椎动物周期性出现的一种自发的和可逆的静息状态,人一辈子有大约 1/3 的时间是在睡眠。睡眠使大脑和身体得到休息、休整和恢复,适量睡眠有助于人们日常的工作和学习。科学提高睡眠质量,是人们正常工作学习生活的保障。

但不幸的是,睡不好或失眠也是影响人类健康的重要问题。睡眠的生理价值也非常重要。

失眠的表现一般为睡不着、多梦、入睡困难和易醒等睡眠质量差的症状。具体表现为入睡困难,入睡时间超过半小时;睡眠质量下降,觉醒次数不少于 2 次、早醒;总睡眠时间减少。存在因为失眠产生的表现如疲劳或全身不适,注意力或记忆力减退、紧张、头痛、头晕。

造成失眠的原因很多,归纳一下大概有 5 种类型:环境因素、生理因素(时差)、心理因素(大事)、精神原因(抑郁症)、身体疾病。

对于这些原因,氢气能产生效果的情况包括对心理疾病常见的抑郁症。对于身体疾病,大多数是存在炎症和疼痛的疾病,这些疾病氢气往往也能缓解。对环境、生理和心理因素导致的失眠,氢气可能无法产生理想的作用。

从氢气抗炎症、抗氧化角度,能一定程度上解释氢气改善睡眠的原因。

有一些研究和氢气改善睡眠有关。例如发现氢气对睡眠呼吸暂停综合征导致的各种器官损伤有预防效果,说明氢气对睡眠不好的人能减少其病理损伤。河北中医药学院在这方面的研究比较多,可惜这方面的临床研究比较少。

河北医科大学和第二军医大学研究发现氢气对患抑郁症的动物有改善其症状的作用。日本学者也发现氢水对工作压力导致的焦虑有一定改善作用,也能改善睡眠质量,降低睡眠过程交感神经兴奋强度。这方面的研究说明,氢气可以缓解某些可能导致失眠的重要诱因疾病。

研究发现,睡眠剥夺影响健康人的清醒度,氢水和咖啡对改善这种状况有类似效果。这个研究似乎不是改善睡眠,甚至有兴奋大脑加重失眠的担心。无论是咖啡还是氢水,都能提高大脑清醒度,大脑兴奋度提高实际上可以改善睡眠,不过这种兴奋度提高不要发生在睡眠过程,清醒期间的清醒是提高睡眠质量的重要前提。就好比一场强度足够的运动可以改善睡眠一样。这一研究说明，氢气对失眠后引起的精力不集中有一定缓解作用。这种作用也提示氢气的长期效应可能有利于白天更清醒，晚上睡得香。

某些重病患者，改善失眠可能是因为身体状况改善的整体表现。暨南大学附属复大肿瘤医院徐克成院长对部分癌症患者进行的观察发现，氢气吸入能改善 60%的受试者睡眠。因为这些属于癌症晚期患者，可能是氢气缓解了癌症导致的全身炎症反应，让患者身体有了比较好的喘息机会，改善睡眠是氢气对癌症患者整体身体状况改善的信号。

总之，氢气改善睡眠虽然有一些相关研究，但研究不够系统全面，也没有非常明确的效应证据，更谈不上结论。所以非常有必要开展氢气改善睡眠的相关研究，这不仅为氢气临床应用提供证据，也为人类解决睡眠障碍的问题提供理想工具。睡眠问题虽然非常重要，但这种问题只要不严重，使用药物是比较慎重的，既要考虑药物的效果，又要考虑不能给人带来严重的不良反应，这两方面都往往让人失望。所以睡眠问题很大，解决的方法并不够，而初步线索提示氢气对改善睡眠效果明显，而氢气在安全性，特别是长期使用的安全性方面有充分的基础，这显然是符合研究逻辑的课题。

尽管氢气改善睡眠的情况非常多，但也有人没有这样的效果，当然对睡眠好的如婴儿一样的人也不需要。有的人睡眠规律与常人不同，如白天睡觉晚上活动，也没有必要改变长期的生活规律。更极端的情况是，有的人用了氢气不仅没有改善睡眠，反而失眠更严重了。所以，对于氢气和睡眠的关系仍然需要继续探讨。

63. 氢气能解酒吗？

从学术角度，氢气或氢水解酒并没有直接证据，只有一些相关证据支持可能有这种作用。严格说不仅没有人体研究证据，动物实验证据也几乎没有。

　　有研究证明氢气或氢水对酒精导致的肝损伤有保护作用，不过这种损伤接近酒精中毒的情况，不完全等同于解酒。当然如果氢气能对抗酒精毒性，也提示氢气具有解酒的作用。关联性更低的证据包括，氢气和氢水对许多肝脏毒性物质导致的肝损伤有保护作用。最早 2001 年法国学者就发现高压氢气能对抗血吸虫导致的肝脏损伤。2008 年日本学者发现氢气吸入能对抗肝脏缺血再灌注损伤。2009 年哈佛大学学者发现氢水对肝炎有保护作用。2010 年国内学者发现氢水对四氯化碳等物质导致的肝损伤和内毒素导致的肝脏炎症有保护作用。后来的研究发现，氢气对胆汁淤积和放射性肝脏损伤都具有对抗作用。我们研究还发现氢水能缓解慢性乙肝患者的氧化应激。韩国学者也发现氢水能提高肝癌患者放射治疗生活质量。总之，关于肝脏损伤的研究非常丰富，这说明氢气对各种类型的肝脏损伤都有保护作用。当然这些研究能不能说明氢气非常有可能有解酒的作用呢？严格意义上说并不能。

　　如何证明氢气能解酒，就需要找一批志愿者，先随机分为两组，一组喝氢水或吸入氢气，一组不用氢气，采用盲法，主要是避免受试者和研究人员了解是否使用氢气，同样的方式同样的量喝酒，然后对他们的反应进行测量。如果两组存在统计学差别，用氢气的不容易醉，就可以证明能解酒。当然也可在所有人都喝完酒喝醉的情况下再用氢气，观察醉酒恢复的情况。

　　不过很少有关于解酒的研究，因为解酒几乎是伪命题，解决醉酒的根本是少饮酒不饮酒，何必寻找烦恼多此一举。

　　虽然没有具体研究，我们仍然可以从理论上推测哪种方法解酒更好。这里谈谈如何使用效果最好。如果是针对肝脏解酒作用，例如加快肝脏代谢酒精速度，减少酒精对肝脏的毒性，可能喝氢水和服用释放氢气的氢化物效果比较好，因为通过消化道吸收的氢气能在肝脏内产生更高浓度。如果是针对大脑的麻醉作用，就是让醉酒者醒快一些，可能吸氢气效果会好一些，但是吸入的浓度要高，吸入的时间要超过 30 分钟。当然具体使用可以联合几种方法，例如喝氢水＋吸氢气。

　　许多人反映，喝氢水解酒效果不错，可以增加酒量，醒酒比较快且不容易宿醉。这样的说法也是一种证据，但是这种证据过于低级，不是可靠证据。这类似临床疾病治疗的个案情况。饮酒的情况就更复杂,至少明确存在个性化特征。饮酒是非常多变的现象,同一个人,有时候酒量大,有时候酒量小。心情不好的容易醉酒,心情好的时候不容易醉。常言说,酒逢知己千杯少,酒不醉人人自醉,说的就是这个道理。饮酒本身会影响人的情绪,酒精也存在很大安慰剂效应。

总之,健康面前,解酒不如戒酒,放下酒杯,拿起氢水。

64. 氢气能治疗中风吗?

氢气能治疗中风吗? 这是个很有代表性,而且不好回答的问题。

如果说能,需要明确氢气治疗中风是有严格限定条件的。即使是学术研究,也只局限于对急性期,就是刚刚发生中风的阶段可能有作用,但对中风后遗症的作用缺乏研究证据。

氢气治疗脑缺血目前并没有获得临床应用的许可,严格意义上讲氢气还不能用于脑缺血临床治疗,只能开展试验性研究。即使从学术角度,治疗脑缺血也是需要时间条件的,就是只能在缺血发生的急性阶段有研究证明能治疗脑缺血损伤。当然并不能否定在缺血发生后康复阶段氢气能发挥作用,只是在康复阶段目前更缺乏研究依据。

氢气医学效应最早是采用动物的中风模型证明的,就是 2007 年《自然医学》报道的研究论文,其中最主要的研究证据就是发现吸入氢气对脑缺血大鼠脑损伤具有显著治疗作用。要注意的是这个研究是在缺血后立刻吸入 35 分钟氢气,治疗的时间非常重要。后来也有更多关于脑缺血后脑损伤的治疗研究,基本上都是在缺血发生前和缺血发生的早期,也有更多其他组织器官缺血的研究,其治疗的时间仍然是在缺血发生后早期。在同样研究得比较多的中风如脑出血和蛛网膜下腔出血,给氢气的时间仍然都是在急性期。对人类中风患者的治疗研究,虽然给氢气的时间相对延长,一般只局限于损伤发生后 1 周左右。

为什么学者们只研究急性期的效果？这主要是根据氢气作用的基础或机制来确定的。学术研究是假说驱动的，就是说研究都是有依据的，因为氢气治疗疾病是由于氢气能减少氧化损伤和炎症损伤，而急性期脑组织明确存在氧化和炎症损伤。而中风发生一段时间后，特别是脑组织完成了修复过程，虽然从功能上看，后遗症可能非常明显，例如半身不遂或语言功能障碍，但后遗症阶段脑内并不存在活跃的组织损伤过程。不存在损伤过程，也就不必要进行抗损伤的治疗了。所以过去没有氢气对中风后遗症治疗的研究。

当然在脑损伤发生后，大脑具有可塑性，特别是运动和感觉相对低级的生物功能，即使负责的大脑完全损伤，也有可能利用其他脑组织代偿实现部分和全部功能，长期有效的功能训练甚至能康复更多高级功能。所以发生脑损伤后期，更重要的是进行康复训练，而不是抗损伤治疗。

氢气用于中风后遗症患者有没有意义？这是另外一个问题。如果要开展这样的研究，这是值得探讨的问题，氢气对中风后遗症可能也具有正面作用。为什么这样说，因为中风患者往往都是由糖尿病、高血压和动脉硬化引起，氢气对这些导致中风的慢性病是非常有价值的。我们知道，对中风患者控制血脂和血压比未发生中风的患者更严格，因为发生过中风的患者更容易再次发生中风，而再次发生后的后果更严重。所以为避免再次发生中风，对基础疾病的控制要求也更高。从这个意义上说，氢气用于预防再发生中风是值得考虑的方法。当然千万不能放弃基础的干预药物，研究可以采用联合其他方法的模式。因为血脂、血压和血糖都有非常明确的生化指标，如果结合氢气治疗，能在实现控制目标的情况下减少常规药物的用量，则是最理想的。

这里讲的属于观点探讨，不作为临床治疗建议。

65. 炎症加速衰老，氢气可以发挥作用吗？ H₂

慢性炎症其实是老年人免疫系统功能紊乱的表现，而免疫系统功能下降是随着年龄增长的一个明确表现。免疫系统损伤的外在表现为老年慢性炎症,这意味着免疫系统不断活跃并释放出炎症物质。这种慢性炎症与多种年龄相关的疾病有关,包括糖尿病、动脉硬化、关节炎和阿尔茨海默病,老年人感染时免疫反应受损。也就是说,正常的抗病毒、抗细菌免疫能力下降,对自身损伤的免疫炎症持续不断。

但是慢性炎症和衰老因果关系是什么?是慢性炎症带来了衰老,还是因为衰老引起了慢性炎症,这是一个非常重要的问题。如果慢性炎症是导致衰老的原因,很显然控制炎症就是很好的延缓衰老发生的策略,抗衰老一直是人类的梦想,但一直没有找到合理的抓手,而炎症是人们研究得比较充分的现象,控制炎症的方法也有很多选择。相反如果炎症是衰老带来的后果,那么只有延缓衰老才能解决慢性炎症的问题,或者控制慢性炎症并不能控制衰老的速度。不过更多可能性是,在衰老过程中,随着各个器官功能的下降,慢性炎症也成为一种结果,而慢性炎症对组织器官产生危害,进一步加重了这种过程,所以慢性炎症很有可能是一种衰老加速剂,在这样的情况下,有效控制炎症仍然是延缓衰老速度的策略。

已有证据表明,炎症增加会加速衰老过程,理想健康的免疫系统平衡与长寿有非常好的相关性。也就是说,慢性炎症加速衰老,保护好免疫系统是长寿之道。如此说来,控制好慢性炎症对于延缓衰老就比较合理了。

衰老相关炎症或慢性代谢炎症是缓慢而持续发生的过程,这不同于病毒细菌感染,组织缺血创伤等急性病理过程产生的急性炎症反应。对急性炎症反应,可以采用相对激进有一定毒副作用的抗炎症药物,但是对慢性持续性炎症,并不适合使用有一定毒性副作用的抗炎症药物。这道理是显而易见的,没有人为了长寿选择有毒有害物质,历史上曾经有服用有毒丹药希望获得长寿的君主,其结果往往适得其反。选择安全温和的抗炎症物质才是抗衰老的基本逻辑,重要的是从日常食物、大自然中寻找对生物体友好的方法和物质。氢气被反复验证为一种安全有效的抗炎症抗氧化物质,即使长期大量使用对人也是安全的,那么少量维持摄取氢气可能是延缓慢性炎症的理想方法。如果慢性炎症是参与衰老过程的重要因素,那么利用氢气控制慢性炎症将有希望成为抗衰老延长寿命的有效方法。曾经有动物实验发现,氢气能有效延长早衰小鼠寿命,减少这种动物与衰老相关的疾病发生,也能延长果蝇和线虫等模式生物的平均寿命。人类研究也初步发现,日本长寿者体内有高于普通人的内源性氢气水平。而更多研究发现,氢气对许多与衰老相关的疾病有一定积极干预效果,例如能缓解脂肪代谢紊乱,降低血脂异常指标,对 2 型糖尿病有一定的改善作用,也能缓解阿尔茨海默病的发生率,甚至能减轻帕金森病的临床表现。这些研究也都支持氢气对与衰老相关疾病的正面意义。

当然氢气能不能延缓衰老延长人类寿命,这并不是一个今天能肯定回答的问题,但相信氢气作为一种安全有效的抗氧化、抗炎症分子,对改善人类健康水平,提高人群整体生活质量,具有不可替代的重要地位。

66. 氢气能抗氧醉吗？

氢气具有抗氧化作用,于是就有小伙伴认为,抗氧化就是抗氧毒,氧醉是典型的氧中毒造成的反应,所以氢气能抗氧醉。那么,氢气真能抗氧醉吗？

首先我不能说不可以,因为氢气确实具有抗氧化作用,而低原反应可能是因为氧气相对过多产生的反应。

平原人长期移居高原,重返平原居住后,会产生"脱适应反应"或称"低原反应",在医学上也称"醉氧症"。人体进入高原,在长时间低氧环境的适应过程中,机体各系统将发生功能或结构改变以适应高原低氧环境,返回平原后人体原有的相对平衡状态受到冲击和破坏,机体对原来高原的适应成为过去,就会逐渐地解脱或消退,机体又重新调节,出现不同程度的全身不适、疲乏无力、困倦、嗜睡、食欲亢进、体重增加、下肢浮肿等,在医学上称为"低原反应""低原综合征"或"脱适应",其产生的具体原因目前尚不清楚。

氧气绝对过度可以产生氧中毒,而氧中毒的关键病理基础是氧自由基过多导致的氧化损伤。氧中毒有高压急性氧中毒,目标器官主要是大脑,也有低压慢性氧中毒,主要是肺的氧化损伤。氧中毒特别是慢性氧中毒,氧化损伤是核心基础,氧化损伤的基础是氧气过多导致的氧化,具体表现为自由基生成增多,超过组织抗氧化能力。在氧化损伤基础上,组织也逐渐出现典型的炎症反应,因此氧化和炎症是慢性氧中毒的重要病理基础。而氢气具有抗氧化、抗炎症作用,所以氢气对氧中毒可能具有预防效果。我们和国际上同行过去的研究都表明,氢水或氢气都表现出预防氧中毒的作用,这种作用可能与氢气选择性抗氧化及诱导身体自身抗氧化作用有关系。如果平原反应也是由氧气毒性或相对毒性造成,那么氢气对这种相对氧毒性也应该有预防治疗效果。

适应高原的人最关键的是对低氧的适应,这种适应是从系统到器官到细胞的整体适应。返回平原后,相对高氧显然会对细胞带来挑战。氧气对细胞来说,本质是一种有毒物质,而解除氧气毒性的最重要方式就是将氧气还原成水,其最重要的武器就是来自营养物质分解产生的电子。在高原适应情况下,其实是氧气分压低,毒性相对小的环境,对这种环境的适应,其实是身体解除氧气毒性的能力下降,因为不需要那么多。当氧气相对过剩时,这种平衡被打破,毒性方面就呈现了。如果这种氧气毒性的推测属实,这就需要一定暴露时间,那么这些氧醉表现也需要持续 24 小时以上才会出现。按照病理生理学逻辑,从高原返回平原,是一种缺氧再富氧过程,氧气相对过剩会增加氧自由基的产生,这种逻辑与氧中毒的基础类似。

平原反应虽然叫氧醉,但人们对这种反应的基础其实并没有形成统一的认识。也就是说氧气的毒性反应是否参与这个病理过程并不清楚,那么我们就不能用氢气抗氧中毒这个逻辑来推测氢气对氧醉也有效果。从自由基角度,当然使用氢气是非常符合逻辑的思路。但是,目前没有任何关于动物和人体试验证明氢气对氧醉的治疗证据。在证据为王的时代,就更不能简单判断氢气对这种反应的效果了。

不过,平原反应不仅研究不透彻,也没有针对性治疗方法。或许让高原适应者采用阶段增压,逐渐脱适应的模式是一种理想方法。这种反应虽然普遍,但并不危险,所以没有引起足够重视。临床上主要是采用中药、高压氧和一氧化氮吸入等非特异性方法。

鉴于这种情况,可以给高原返回的人使用氢水或氢气,直接观察对其平原反应的干预效果,这本身就非常具有研究价值,也是特别具有应用前景的课题。

67. 骨折后能不能吸氢气? ⓗ₂

骨折后能不能使用氢气治疗? 这是一个很具体的问题。为什么会问这个问题,一是因为氢气可能对骨折患者病情有帮助,二是因为氢气对人安全,至少可以尝试使用辅助治疗。但是,难道氢气完全没有可能影响骨折的愈合过程吗?

骨折愈合是一个复杂而连续的过程,从组织学和细胞学的变化,通常将其分为三个区分不十分严格的阶段:①血肿炎症机化期;②原始骨痂形成期;③骨板形成塑形期。早期炎症反应,此后炎症消除,组织机化,破骨细胞成骨细胞相互配合形成骨痂,后期骨结构根据生物力学特点逐渐塑形,最后结构功能恢复。

下面从几个方面谈谈氢气对骨折治疗的意义。

(1)氢气抗炎症作用。炎症反应在骨折愈合过程中有两面性,炎症可以产生疼痛和局部肿胀,如果无法耐受可以用药物抗炎。这也意味着氢气可以使用,但并不是非常必要。在骨折早期,医生会建议冷敷,主要也是减少肿胀和局部炎症。氢气理论上也能发挥类似作用。

(2)破骨细胞在骨折愈合过程中具有特别重要的作用,早期是负责清除碎骨或坏死的骨组织,但是研究发现氢气能抑制破骨细胞功能,抑制骨髓干细胞转化为破骨细胞。从这个角度讲,氢气可能不利于骨骼愈合。

(3)骨板形成塑形期阶段局部循环有利于功能形成,但是破骨细胞仍然具有作用。此时氢气可促进血液循环,但抑制破骨细胞,作用会相互抵消。

总之,理论上骨折后氢气似乎没有使用的必要性。或者目前的研究证据提示,氢气有可能会抑制骨折后愈合。

在早期控制炎症不适,完全促进血液循环上,可以间隔使用氢气,但不要持续使用,避免破骨细胞功能被过度抑制,影响骨折愈合。

氢气对骨折愈合没有直接研究证据。综合考虑,间隔使用氢气可能不至于因为破骨细胞影响骨折愈合。况且骨折愈合再生的关键细胞,即成骨细胞似乎不受影响,且抑制炎症反应能保护成骨细胞的功能。

68. 氢气能否促进微循环?

氢气对微循环的作用到底是否存在,生物学意义是什么?最新研究来自日本大阪府立大学,是把受试者的手掌放在温水中浸泡,然后采用这种微循环检测仪对受试者指甲襞微循环检查摄像拍照。结果发现,氢温水浸泡10分钟,氢水浸泡结束后60分钟甲襞微循环血流速度比普通温水增加20%。结果说明,氢水具有促进微循环的效应。

过去10年,科学家对氢水的多种生物医学性能都进行了广泛研究,其中发现氢气对健康人也有一定影响,例如日本学者最近发现氢水能让人的幸福感增加,但总体上对健康人的研究不够充分。该研究主要观察电解(40℃)温氢水对毛细管血液流、皮肤水分、皮肤毛孔角质栓等身体状况特征的作用,旨在探讨氢水对健康人身体效应的影响。这个研究不够细致,研究角度也比较多,且这些内容相关性也不够强,但是非常有意思。这里重点介绍氢水对微循环的影响部分。

微循环检测仪是一种新颖光电仪器,无创伤、无任何不良反应,主要用于对人体甲襞微循环检查,广泛用于临床对多种疾病发生微循环改变的早期诊断、病情预报、疗效判断和预后估计等方面,为临床提供诊断治疗依据。微循环检测仪在人体保健、美容等生活领域也发挥着重要作用。

使用的氢水来自日本横滨亚麻有限公司的电解装置制备,在氢水制备后10分钟后,用DH-35ADKK分析氢气浓度,对照水使用普通加温自来水。用于测试微循环的口服氢水350毫升、氢浓度为0.23 ppm,泡手用氢水15升、氢浓度为0.09 ppm,沐浴用氢水180升、氢浓度为0.014 ppm。浸泡氢水使用后 20 分钟氢浓度为 0.12 ppm，沐浴氢水使用后氢浓度为 0.015 ppm。总体来说，氢浓度较低，使用前后变化不大。

微循环测试受试者是 51 岁和 43 岁 2 名健康女性，先测试基础数据，然后饮用 350 毫升氢水，在 5、10、30、60、90、120 分钟后使用微循环显微镜对指甲毛细血管祥血流速度进行摄像观察。饮水试验结束后，受试者将双手沉浸在 15 升、40℃氢温水内 10 分钟，按照同样的测定方式测试微循环血流速度。使用 Image J 分析软件计算血流速度。

研究结果发现，饮用氢水和氢水泡手后，微循环血流先下降，再上升，然后下降，出现类似余弦曲线的规律性变化。在 60 分钟作用上升到最高峰，然后下降。饮用氢水上升高度没有超过正常值，但氢水浸泡可以达到 20%左右。当然，这只是 2 人的测试结果，不能说明是规律性改变，真正可靠的研究需要对多人进行多次的重复测试。这样的影响也说明氢气或氢水对人体的效应具有即时性，或者说有立竿见影的效果，当然这种效果到底是好是坏，需要认真研究。比如可以说促进微循环一定对身体有好处，但这种效果是否具有持续性，也就是说 60 分钟后是否仍然存在；另外多次使用后是否存在适应性，就是刚开始几次有作用，长期使用后是否仍然有用；使用一段时间后，使用者的基础值是否会发生改变。这些都是值得我们深入研究的问题，但无论如何关于氢气和微循环的关系，都是非常值得重视的研究。

69. 氢气治疗是不是对因治疗？

严格意义上讲，氢气治疗不能算对因治疗。

先熟悉一下对因治疗的含义。对因治疗用药目的在于消除原发致病因子，彻底治愈疾病称为对因治疗，或称治本，例如抗生素消除体内致病菌。对于最近的新型冠状病毒，对因治疗就是用能杀死病毒，或切断传播的药物。可惜目前没有这样的药物。疫苗也是接近对因治疗的方式，是利用我们身体自身免疫功能，避免病毒感染和人群传播的方式。

与对因治疗对应的就是对症治疗。对症治疗是指用药的目的在于改善症状，或称治标。对症治疗虽然不能根除病因，但是在诊断未明或病因暂时未明时却是必不可少的。在临床上，某些重危急症如休克、惊厥、心力衰竭、高热、剧痛时，对症治疗可能比对因治疗更为迫切。例如对新型冠状病毒感染，目前使用的几乎一切临床治疗都是对症治疗，这也是人类面对这种新病毒的无奈和悲哀。中医治疗新型冠状病毒性肺炎，相对西医几乎全面对症治疗不同，包含提高患者自身抗病能力调整的因素，相对更接近对因治疗。

氢气治疗疾病的基本原因是氢气具有选择性抗氧化作用，能减少氧化损伤和炎症反应损伤，对多种与氧化和炎症相关的疾病具有治疗和潜在治疗作用。至少我们不能简单说氢气是对因治疗，除非这种病是因为缺乏氢气产生的疾病，补充了氢气，就把这种病治好了。我们只是能解决疾病过程或疾病导致的组织和细胞损伤，所以氢气治疗不能算是对因治疗。

对症对因许多情况下是相对的。例如，氧化和炎症反应是许多疾病，特别是慢性病的基础病理生理学过程，对这些慢性病，慢性炎症虽然不是绝对的病因，但也等价于病因。氢气医学作用比较接近于对因治疗，如果不严格地说是对因治疗也无妨。

所以我们很希望氢气能对因治疗，因为对因治疗能彻底解决问题，是更根本更有效果的治疗方法。但是从道理上讲，氢气达不到对因治疗的程度，最多只能算部分对因治疗或相对对因治疗。

当然，氢气治疗是否有效需要建立在客观的临床研究证据上，不必要过分纠结于对因治疗的概念。氢气的突出价值在于对人的安全性非常高，产生效应的潜力非常大。使用氢气能给人类带来健康是最重要的目标，能让氢气进入临床是氢气医学最重要的使命任务之一。

70. 为什么有氢气是万能药的感觉？ H_2

氢气目前不是药物，更不是万能药。按照药物的标准，将来氢气能成为一个或几个疾病治疗药物就是非常了不起了。

之所以出现氢气什么都能治疗的感觉,主要可能是因为没有从细节上考虑,许多人不了解实验研究和人群转化应用之间存在巨大鸿沟。目前许多研究证据仅仅是细胞和动物实验发现的效果,从论文的题目和疾病类型上看,容易让大家产生氢气是包治百病的药物这样的嫌疑。

另外一种原因是氢气作用的特点。大量研究结果证实氢气具有抗炎症、抗氧化和抗凋亡效果。炎症、氧化损伤和凋亡在大部分疾病中具有核心地位,属于相对普遍的疾病的共同病理学基础,能解决这些问题的药物手段往往对许多疾病有效,因此氢气效应的广泛性也不奇怪。具有类似效应情况还有许多,并不只是氢气才这样。例如常见的激素类药物、抗炎药物阿司匹林就是这样,这些药物全都是多面手。同样是生物气体分子的一氧化氮和硫化氢,研究发现比氢气治疗疾病的类型更多。

如果对氢气效应细节有一定深入了解,就很容易发现,实际应用情况并不那么乐观,各类疾病的人群应用效果显著程度存在很大差异。比如目前氢气产品降低血脂的效果比较好,但是控制血糖血压的效果表现非常不一致,有的很有效,有的没有任何效果。

氢气医学研究还在路上,许多问题都没有回答,需要更多研究不断深入,最终需要通过大规模临床研究,才能确定氢气到底对哪些类型的疾病有疗效,甚至可以作为药物广泛应用。现在可以明确的是,氢气肯定不是"万能神药"。

71. 氢气不会有效的疾病有哪些? Ⓗ

氧化炎症是多种疾病的病理生理基础,氢气医学发展以来,由于氢气具有抗炎症抗氧化作用,且对人的安全性非常高,在短期内迅速引起众多学者关注,也有大量研究提示氢气对多种疾病如糖尿病、动脉硬化、神经退行性疾病、组织缺血缺氧、炎症相关疾病等具有潜在治疗效果。氢气在学术上给人感觉是包治百病,显然这并不是真相,世界上没有包治百病的药物,氢气也不可能是。我们这里给大家列举几个氢气不太可能有作用的疾病。

1)基因缺陷类

色盲是一种大家熟悉的遗传病,如红绿色盲就是因为 X 染色体上存在基因缺陷造成。简单来说就是 X 染色体上编码绿色视蛋白或者红色视蛋白的基因发生了突变,造成缺失其中一种视锥细胞导致的辨色障碍。色盲是一种视觉障碍,是一种典型的遗传病。氢气没有对这种疾病的任何效应基础,不可能产生任何作用。其他如 1 型糖尿病、胰岛素分泌功能下降或丧失,氢气不可能对其产生作用。

2)解剖结构缺陷

例如截肢导致的肢体功能丧失,氢气不可能让人长出新的肢体。牙齿掉了也不能因为用氢气能重新长出来。显然听力丧失导致的语言障碍也不能因为用氢气而恢复。

3)急性病后遗症

虽然有大量研究表明,氢气对中风和心肌梗死等具有一定作用,但这种作用都是对正在发生的损伤具有预防或缓解作用,对于引起持续缺血导致死亡的神经细胞和心肌细胞,氢气完全无法挽救这些细胞的生命。其实任何已经死亡的细胞,氢气都不能产生救治作用。许多急性病如中风的后遗症,都来自某些细胞死亡导致的功能障碍。神经系统功能康复往往是利用残余的神经元从功能上代替死亡细胞实现的,这种过程主要需要通过功能锻炼,氢气在这里并不能发挥关键作用,或几乎没有作用。

氢气医学目前仍然处于早期阶段,氢气治疗疾病的基础是具有抗炎症抗氧化作用,而许多疾病都存在氧化和炎症的病理基础,甚至许多疾病最核心最重要的病理基础,特别是对一些慢性老年病,慢性炎症几乎就是最重要的基础。这也是氢气所以对这些疾病的干预能产生作用的重要条件。但是慢性病也分不同阶段,例如糖尿病早期中期,炎症非常重要,氢气发挥作用的可能性比较大,糖尿病导致的视网膜病变,周围神经炎,氢气都可能会产生一定作用。但是到最后胰岛素分泌完全停止,此时除了用干细胞恢复胰岛素分泌功能,只有外源性注射胰岛素这一条路。氢气的作用只能是辅助,不可能发挥太大作用。所以,不要神话氢气的作用,更不要无限扩大氢气的作用范围。

氢气治疗疾病虽然有许多研究,但今天真正进入人类临床研究的并不多见,用于临床的只有极少数,之所以给人以多种疾病治疗作用的感觉是由学术研究的特点造成的。从学术角度上考虑,任何可能有效的疾病都可以开展研究,但开展研究甚至在细胞学和动物疾病模型上发现效果,不等于对人类临床也有真正价值,甚至有没有作用都不能确定。退一步讲,即使对某种疾病有作用,甚至将来被批准应用于某种疾病的治疗手段,也不一定人人都有效果,也不等于人人都有同样的效果。

总之,氢气不是包治百病的药物,也绝对不可能包治百病。但是由于氢气的安全性比较高,人们使用氢气的门槛比较低,许多可能有效的疾病都值得尝试。

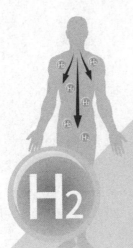

氢气健康产品

应用技术篇

72. 氢气产品为什么那么火？

氢气健康产品在日本已经形成年度300亿日元的市场规模，许多日本产品也伺机进入中国，中国这方面的产业化速度也不断加快，初步估计中国目前氢水机和水杯类产品有几十家，包装氢水产品也逐渐增加，另外一些呼吸氢气设备也初露端倪。为什么氢气突然成为健康产品，为什么一下子出现那么多氢气健康产品。当然有其必然性。

首先是有效。氢气可治疗疾病，已经被大量研究证明。

作为一种生物效应分子，氢气具有十分坚实的学术研究支持。自从2007年日本学者在《自然医学》发表氢气治疗疾病的论文后，全世界有数千名学者发表1600多篇相关学术论文，对氢气治疗各种疾病进行了研究，用大量动物模型和细胞学研究证明，氢气确实是一种非常神奇的气体，能对糖尿病、动脉硬化、器官缺血再灌注损伤、肿瘤化疗不良反应，各类炎症性疾病如关节炎、脓毒症等具有潜在的治疗作用。许多临床研究证明氢气对人类疾病确实具有治疗效果，如代谢综合征、血脂异常、2型糖尿病、类风湿关节炎、癌症放射治疗后生活质量下降、尿毒症透析导致的不良反应、运动后疲劳和牛皮癣等具有保护和治疗效果。

其次是安全。潜水医学早就明确，氢气对人体安全性巨大。

氢气对人体的效果虽然刚被认识，但氢气的生物安全性是早就被研究的内容。几十年前潜水医学研究就证明，持续多日呼吸高压氢气对潜水员不会造成任何毒性损伤。氢气在科学发展历史上是被研究最多的对象，比较著名的包括拉瓦锡用氢气和氧气反应产生水，彻底推翻"燃素学说"，建立了现代化学。玻尔的原子模型正是对氢原子作为模型进行的研究,对氢元素的研究为量子力学做出了最突出的贡献。在宇宙研究中,氢元素作为宇宙的最主要组成成分,也成为探索宇宙的最强武器。现在有一些科学家继续利用氢元素的特征在茫茫宇宙太空中寻找是否存在除地球以外的生命迹象。

最后是简单。简单是许多工具和手段被广泛应用的重要特性,也是商业价值的重要基础。氢气已经作为未来的绿色能源受到许多国家的重视。能作为能源的一个最基本条件是足够便宜,否则不可能获得应用。新能源的诱惑下,推动工业领域掌握了多种制造氢气的手段。作为治疗和预防疾病的手段,自然需要相应的技术和条件,但氢气自身的低成本意味着潜在的高利润,从而成为众多学者和企业竞相开发相关健康产品的重要动力之一。

总之,由于氢气对人类许多疾病有确定的治疗效果、良好的安全性和巨大经济价值,在 21 世纪接下来的时间里,氢气一定会很快成为影响人类卫生保健的最重要元素,氢气甚至应该成为 21 世纪的明星分子。

73. 氢能时代氢气医学技术怎么样?

氢气作为能源具有非常多的优点,今天主要的限制是氢气的使用成本比较高,但随着技术的不断进步,成本问题必然逐渐解决,氢气能源社会能成为现实的可能性越来越高。将来的氢能源时代,氢气的来源会非常丰富,这给氢气医学的未来也提供了源源不断的新技术,当然也会因为氢气供应的丰富给今天的氢气医学现有技术带来挑战。

丰田汽车公司和本田研发有限公司将创建一种移动式发电/输出系统,该系统由可携带大量氢气的燃料电池公交车＋便携式外部电源输出设备和便携式电池组成,两家公司已经对该系统可随时随地供电能力进行测试。其突出特点是有更多高压氢罐,拥有更大容量储能和发电能力。发生灾难停电时,这些系统通过将充电站产生的电能存储电池给车辆等用电系统供电。这个系统的最突出特色是氢气存储量非常大,如果作为医疗应用,这简直就好像一个水库给人生活用水的概念。我们知道,氢能源中比较关键的三个环节是氢气的制造、存储和使用。氢气医学属于氢气使用方面,与能源氢气相比,医学使用的氢气数量简直就是微不足道。而且能源使用中,特别是作为燃料电池原料的氢气,其标准非常高,超过一般医药吸入气体的纯度标准。所以能作为燃料电池使用的氢气完全能满足医疗用的标准。实用技术只需要管路和医疗辅助系统,就可以拿来使用了。

氢气医学技术比较关键的是氢气的制备,技术人员不断对氢气技术进行优化,以适合于医疗应用,比较流行的是水电解制造氢气的方法。目前这个方法已经成为氢气医学领域技术竞争最激烈的领域。当然氢气电解制造的技术并没有核心技术障碍,大家主要致力于在产品综合性能改进方面的提高。

用于医疗的水电解制造氢气技术能耗往往比较大,不太适合直接应用于能源氢气气源。不过医疗应用氢气对能耗很不敏感,因此是适合的。但电解系统长期稳定性仍然会带来比较大的应用成本,将来氢气社会中,无处不在的氢气源可方便接入,这给氢气医学取材带来新的模式。例如最新报道的这种移动式电站,其实也是移动式氢气站,完全可以通过管道传输,也可以通过小型高压气瓶短距离运输,这必然会成为氢气医学应用中的一种模式,而且有可能取代今天电解水氢气模式成为主流模式。

氢能时代并不是说电解水产氢气模式没有市场,就好比今天吸氧,医疗机构大量使用批量供应,多采用液氧罐集中供气,但是家用的吸氧机仍然有很大的市场。

74. 吸氢和喝氢水有什么区别?

两种方法都是使用氢气的合理方法,各有优势。两种方法获得的氢气剂量不同，侧重点不同，吸入获得氢气量多，不受饮水量限制，适合医疗。氢水简单易行，适合健康生活方式。吸氢气和喝氢水都是摄取氢气的可行方法，都有许多医学研究证据，都有一些临床研究。在学术研究角度，喝氢水和吸氢气的研究论文数量相当。2007年《自然医学》报道的氢气治疗疾病是吸入含1%～4%浓度的氢气，吸氢气时血液中气体的浓度会随着呼吸时间延长从低到高增加，一般30分钟可以达到最大血液浓度。2008年后，喝氢水的效应研究就有开展。近年来也有采用吸入高浓度氢气治疗疾病的研究。一般来说，氢水的应用主要作为日常保健，氢气吸入侧重于疾病治疗。而且现实中饮用氢水的人多是亚健康人群，吸氢气的则多是各种疾病患者。相对来说吸氢气的方法能明显提高机体摄取氢气的量。吸入氢气后，氢气通过肺摄取进入血液，然后经过大循环经过动脉系统运输到达全身各处组织器官，吸氢60分钟后，脑组织氢浓度也达到饱和，继续吸氢可以维持在饱和浓度。由于氢气在水中的分压非常高，通过喝氢水经过消化道摄取速度非常快，但氢气总量有限，这导致摄取氢量有局限性。尽管通过一定技术如纳米气泡能显著提高水中的氢浓度，但仍无法达到与吸氢气同样的剂量。只要能解决安全使用问题，吸氢将来可能是疾病治疗的合理方法。虽然氢水也有临床试验研究，但目前氢气吸入设备是国际上医疗器械研发的主要方向。虽然吸氢比喝氢水剂量更高，但对两种方法治疗疾病效果对比研究仍十分少见，无法确定具体哪种方法更为理想。我个人估计，对消化系统相关疾病，氢水有优势，对呼吸系统疾病，吸氢有更大优势。吸入时氢气只在血液内，难以进入消化道内，对消化道疾患效果可能不理想。如氢气吸入对结肠炎就不如氢水的效果好。因为氢气对人体安全性高，从效果角度考虑，吸氢、喝氢水联合应用可取得更全面理想的效果。

75. 不同氢气用法的人体吸收特点有何不同？

不同的使用方法，吸收氢气的途径和模式不一样。根据物质吸收的类型,氢气虽然在脂肪中溶解度更大一些,但属于在水和脂肪溶解比较接近的物质,这符合容易被生物体吸收的物质类型,也奠定了氢气通过各种使用方法进入人体的基本条件。也就是说,无论是氢水洗澡、饮用还是吸入,氢气都比较容易被人体吸收。

按照定义,吸收是外来化合物经过各种途径透过机体的生物膜进入血液的过程。氢气吸收也就是通过各种途径,透过细胞膜进入血液的过程。

1）经胃肠道吸收

饮用氢水的吸收部位主要是胃肠道。

胃肠道是外来化合物最主要的吸收途径。许多外来化合物可随同食物或饮水进入消化道并在胃肠道中吸收。一般外来化合物在胃肠道中的吸收过程,主要是通过简单扩散,仅有极少种类外来化合物的吸收是通过吸收营养素和内源性化合物的专用主动转运系统。

氢气就是一般化合物,通过简单扩散进入胃肠道黏膜。不过要提醒大家的是,氢气可经口腔、食管、胃被人体吸收,其中胃吸收是最主要的部位,小肠近端如十二指肠也是吸收氢气的部位。

氢气是比较稳定的气体,在胃肠道内不会被继续分解为氢原子,也不会变成氢离子,是以氢气的形式扩散进入黏膜内,然后通过胃肠道黏膜下毛细血管进入血液,随着血液循环通过门静脉入肝脏,然后经过下腔静脉反流到右心。随后在肺内经过交换,部分氢气会扩散到肺,经过呼吸释放到空气,剩余的氢气经过血液循环在全身扩散。氢气进入生物组织特别是进入肝脏有可能会参与生化反应被分解为氢原子,但是目前这方面的证据并不充分。

2）经呼吸道吸收

氢气吸入的途径的主要是通过呼吸道吸收进入血液。

肺是呼吸道中的主要吸收器官,肺泡上皮细胞层极薄,而且血管丰富,所以氢气在肺部吸收迅速完全。

经肺吸收氢气与经胃肠道吸收不同,呼吸道吸入氢气不会随同门静脉血流进入肝脏,不经肝脏中的生物转化过程,即直接进入体循环并分布全身。氢气在呼吸道中的吸收主要通过简单扩散,也受一些因素影响,其中主要是在肺泡气与血浆中的浓度差。可以理解为氢气吸入量,例如每分钟吸入氢气 300 毫升和每分钟吸收 100 毫升,前者被人体吸收速度大约是后者的 3 倍。

氢气在肺泡气中的浓度可以氢气在肺泡中的分压表示,氢气的分压即为其在肺泡气总压力中所占的百分率。分压越高,机体接触的量越大,也越容易吸收。随着吸收过程的进行,血液中氢气的分压将逐渐增高,分压差则相应降低。氢气在血液中的分压将逐渐接近于在肺泡气中的分压,最后达到平衡,呈饱和状态。在饱和状态时,氢气在血液中的浓度(毫克每升)与在肺泡气中的浓度(毫克每升)之比,称为血/气分配系数,即气体在血液的浓度与气体在肺泡中的浓度比值。血/气分配系数越大,即溶解度越高,表示氢气越易被吸收。通过吸入方式,经过一段时间,大约 30 分钟后,血液内氢气浓度会达到饱和,这个饱和浓度取决于吸入氢气的浓度或供气量。

氢气在呼吸道内的吸收速度与其溶解度和相对分子质量也有关。在一般情况下,吸收速度与溶解度成正比。虽然氢气的溶解度比较小,但是氢气的相对分子质量比较小,造成这种气体的吸收速度非常快。影响氢气呼吸道吸收的因素还有肺泡的通气量和血流量,肺泡通气量与血流量的比值称为通气/血流比值,特别是与该比值有关。

3) 经皮肤吸收

氢水沐浴是典型的经过皮肤吸收。氢气经皮肤吸收,可分为两个阶段,第一阶段是氢气透过皮肤表皮,即角质层的过程,为穿透阶段。第二阶段即由角质层进入乳头层和真皮,并被吸收入血,为吸收阶段。

经皮肤吸收主要机理是简单扩散,扩散速度与很多因素有关。在穿透阶段主要因素是相对分子质量的大小、角质层厚度和化合物的脂溶性。氢气属于脂溶性的非极性化合物,通过表皮的速度比较高。另外一个影响因素是相对分子质量大小,相对分子质量越小吸收效率越高。氢气是相对分子质量最小的物质,经过皮肤吸收速度极快。

此外,气温、湿度及皮肤损伤情况等影响皮肤血液循环的因素也可影响皮肤的吸收。

76. 如何准确测定水和体内的氢气浓度？　H₂

评价氢水的质量，特别重要的是要准确测定氢气浓度。研究氢气的医学效应，也要了解氢气的剂量，能代表剂量的重要指标就是血液中的氢气浓度。所以准确测定水和血液中氢气的浓度是氢气医学领域非常重要的科学问题。

虽然有许多方法可以用于测定水中氢气的浓度，例如可以采用电化学电极测定，可以用亚甲蓝氧化还原滴定法测定，甚至有人利用氧化还原电位进行测定。这些方法都比较简单方便，但测定受到的影响因素比较多，不能作为标准结果。

氢气医学领域一般认为只有气相色谱法是最准确可靠的液体氢气浓度测定方法。

氢气在水中的溶解度比较小，100毫升水在一个饱和大气压浓度仅能溶解1.8毫升氢气，许多情况下氢气浓度都会低于这个浓度，一般情况下血液中氢气浓度就更少了。这样的浓度直接把水和血液进行测定并不合适，因为许多氢气检测仪无法区分水和氢气的氢原子。而水是氢气的百万倍以上的量情况下，气相色谱层析不能有效地把水和氢气进行区分，这导致氢气的信号被淹没在水的信号内。如何解决这个问题，气相色谱分析早就有了解决方案。因为氢气在水中溶解度比较低，只需要把氢水放在密闭的容器内，氢气会自然从液态水中释放到气体环境，如果采用加热和摇晃等方法，氢气释放速度会更快。对释放出来的气体进行成分分析，氢气在其中的相对浓度远远超过氢气在水中的相对比例。根据测定结果换算出液体内氢气的量，就可以计算出氢气的浓度了。这种先把水和液体内氢气释放出来再进行分析的方法就是顶空法。顶空气相色谱法又称为液上气相色谱分析，是一种联合操作技术。

在干扰比较小的情况下，气相色谱分析氢气的灵敏度可以达到1 ppm，这相当于千分之一(大约为 0.002 ppm 或 1 纳摩尔每升浓度的氢水)饱和浓度的氢气释放到同样体积气体中的浓度都可以准确测定。这样的分析灵敏度对许多应用场景下血液内氢气的浓度也游刃有余。例如即使只吸入 2% 的氢气达到饱和状态,血液内氢气理论浓度也可以达到 20 纳摩尔每升。吸入更高浓度氢气或饮用氢水后,血液内浓度可以更高。

需要注意的是,如果采用纳米气泡技术,有相当一部分氢气并非真正溶解在水中,而是以纳米气泡的形式悬浮在水中,对纳米气泡氢水进行顶空气相色谱法分析时,需要小心纳米气泡挥发难度比较大的问题,应该采用加热和增加震动强度等方法。

虽然气相色谱测定血液和水中氢气浓度比较准确,但一般应用场景下,液体氢气浓度的测定可以用滴定法和电化学法,为了获得准确的结果,建议两种方法对比使用。而对人体内氢气浓度的分析,采用消化科测定呼气氢浓度分析能代替气相色谱,特别是这种方法进行连续测定更为便捷。

77. 如何估算氢气吸入浓度? H₂

氢气吸入浓度是决定效果的关键指标,但现在没有具体的估算公式。有人建议参考计算氧气吸入浓度的公式估计氢气吸入浓度,但是这种方法可能不太准确。这里参考氧气吸入浓度计算公式的原理,探讨一下氢气吸入计算公式,仅限于纯氢气吸入的情况。

简单粗暴计算氢气吸入浓度,按照流速/每分钟呼吸量计算。例如 600 毫升/分钟供气,每分钟 10 升呼吸量,氢气吸入浓度就是 6%。但呼吸包括呼和吸两个阶段,呼气时氢气流出来大部分不会进入呼吸道,且人的呼气时间比吸气时间长,所以这个浓度应该少于 1/2,就是少于 3%。不过为计算方便,默认为呼吸时间相等,大概就是吸入流量的 50% 被有效吸入。

吸氧浓度的计算公式:吸氧浓度(%) = 21 + 4×氧流量(升/分钟)。

吸氧浓度公式仅适用于鼻导管或鼻塞。《内科学》在呼吸衰竭一章中说到氧疗,特别指出鼻导管和鼻塞这两个吸氧装置,而吸入氧浓度与氧流量的关系就是上述公式。

该公式的推导依据《ICU 主治医师手册》。这里以正常人正常呼吸模式进行呼吸做简要说明。正常人呼吸潮气量为 500 毫升,呼吸频率为 20 次/分,吸气时间 1 秒,呼气时间 2 秒,口鼻咽解剖无效腔 50 毫升。

当用鼻导管吸氢气流量为 0.6 升/分钟(10 毫升/秒)时,假设呼气在呼气时间的前 1.5 秒(75%)完成,则最后的 0.5 秒几乎无气体呼出,来自鼻导管的纯氢气(吸氧流量为 0.6 升/分钟,即 10 毫升/秒)将在这 0.5 秒中将口鼻咽解剖无效腔充满 5 毫升。

这里请小心,从肺出来的混合气中仍然含有 16% 的氧气,这个步骤本质是将氧气浓度从 16% 提升到 100%,这个过程其实不能用线性方程计算,只能使用指数方程计算。考虑到原来含有 16% 氧气,这里就不追究了。

对于氢气浓度接近于零的肺呼出混合气,用一定流量氢气填补无效腔的效率,要远远超过纯氧气的补充效率。这里可以调高到 15~20 毫升。

在 1 秒吸气时间内,吸气潮气量由 3 部分组成:

(1) 来自口鼻咽解剖无效腔的 50 毫升纯氧(100 毫升/秒×0.5 秒＝50 毫升);吸入 600 毫升/分钟氢气的情况是,这里有 10 毫升氢气,40 毫升空气。吸入氢气 300 毫升/分钟,此部分只有 5 毫升氢气。

(2) 来自鼻导管的 100 毫升纯氧(100 毫升/秒×1 秒＝100 毫升);600 毫升/分钟供气,吸入 1 秒时间吸入 10 毫升氢气;300 毫升/分钟供气,吸入 5 毫升氢气。

(3) 因为我们假设潮气量是 500 毫升,所以还需要额外吸入 350 毫升的空气(氧浓度为 21%,约 20%),则氧气为 350 毫升×20%＝70 毫升。该部分组成对氢气没有任何贡献。

可见,500 毫升吸气潮气量中含有 220 毫升纯氧(50 毫升＋100 毫升＋70 毫升),则吸入氧浓度为 44%(220 毫升/500 毫升)。

对于氢气的情况:根据上述计算,在 500 毫升吸气潮气量中,每分钟 600 毫升氢气吸入的量只有 15 毫升,氢气的总体浓度就是 15/500＝3%。因此,这个计算公式不同于吸氧浓度的简单计算 2.4%。主要有两个因素,一是氧气填补无效腔比例高,二是空气含有氧气,对氧气浓度的提高不利。

所以纯氢气吸入浓度(%)的估算公式应该是:供气量(升)÷2。

也就是说,在"理想通气状态下",通过鼻导管吸入流量为 600 毫升/分钟的氢气时,其吸入氢气浓度为 3%。在其他条件不变的情况下,若将氧流量从 100 毫升/分钟逐渐增加至 6 000 毫升/分钟,则氢气流量每变化 200 毫升/分钟,吸入氢气浓度大约相应变化 1%,这就是上述氢气流量与吸入氢气浓度关系方程的推算依据。

需要特别注意的是,如果换成面罩吸氢气,那上述推算公式是不成立的,其中一个原因是无效腔面积应该包括面罩下的体积和口鼻咽的无效腔体积。

但是要注意的是,吸纯氢时氧气浓度也会相应下降,例如氢气浓度增加了 1%,相当于空气被稀释 1%,氧气浓度并不是下降 1%,而是下降了 21% 的 1%,大约是下降 0.21%。如此,当纯氢气吸入量达到 1 000 毫升时,氧气的浓度下降 5%,大约为 1%,也就是说,是 20%,似乎不会因此导致缺氧。

不过,这只是理论计算,并没有经过实际检测,对这个过程进行详细分析和测试,不仅是开展氢气临床医学研究的必要,也是将来氢气临床应用的重要内容。检测时可以对氧气浓度、氢气吸入浓度、氢气呼出浓度、二氧化碳浓度等都进行全面实时检测。

由于人的呼吸频率并不一样,有的 15 次,有的 20 次,一般来说次数越少,吸入气体的相对量越高,因为每次吸入时间越长,吸入目标气体的时间越长,吸入的量越高。

78. 饮用氢水后,氢气能在体内待多长时间? H₂

根据研究结果,氢气停止供应后,一般持续作用时间不超过 60 分钟,这主要受血液循环的影响。身体内不同器官的气体消减速度不同,最快是血液,大概 30 分钟会降低到消失,其他器官如大脑则释放慢一些,肌肉和皮肤其次，肌腱和关节韧带是最缓慢的组织，氢气停留的时间可能会最长，但平均 60 分钟后就所剩无几了。由于氢气的这一特性，要保持氢气持续发挥作用，就必须通过持续补充或缓慢释放的方法供给氢气。

2009 年，日本学者 Akito Shimouchi 等曾经发表一篇论文，研究对比了人喝牛奶和喝氢水对呼出气体中氢气浓度的影响。研究分多个项目，分别比较了饮用不同体积氢水（100、200 和 300 毫升），等量不同浓度氢水（0.21、0.41、0.58 毫摩尔每升）的情况。研究结果发现，饮用氢水 15 分钟后，人呼出气体中氢气浓度可以达到峰值，大概是 40 ppm 左右，60 分钟后呼出气体中氢气会逐渐降低到正常水平。提示人饮用氢水后血液中氢气浓度从 15 分钟到 60 分钟内一过性快速增加。饮用普通水不会有这个作用，呼出气体中氢气浓度维持在 10～20 ppm。

实验饮用的氢水浓度是 0.40 毫摩尔每升，大约是 0.8 ppm，饮用量分别是 100、200 和 300 毫升。结果发现，随着饮用氢水体积的增加，呼出气体中氢气峰值浓度增加有剂量依赖关系，也就是说喝的越多，呼出气体中的氢气越多。研究还发现，氢水浓度越高，呼出气体中氢气量也越多。

研究者认为，饮用氢水后氢气主要在胃内被吸收，然后经过肝脏后进入右心，最后进入肺。大多数氢气会从肺释放出来，部分进入心脏，并从心脏进入全身各个器官，最后再次回到肺，之后大多数从肺释放到外界。进入体内的氢气只有 0.1% 从皮肤挥发，这部分可以忽略不计，另外大约 20% 的氢气被身体内细胞利用，考虑到氢气浓度最高的组织是肝脏，推测肝脏是利用氢气最多的部位。当然这些推测并没有直接研究证据。

这个研究还说明，正常人体内氢气的水平非常少，至少在血液中氢气浓度非常低，饮用氢水能快速增加血液中的氢气浓度，这个从呼出气体中氢气浓度的分析可以非常清楚地看到。并不是有人猜测那样，人体大肠内细菌每天能产生 12 升氢气供人体吸收利用，如果真是这样，人体血液中氢气的浓度会非常高。

研究也发现，虽然喝牛奶后体内产生的氢气需要等到 90 分钟后才逐渐增加，但是氢气上升的最高值和持续时间都超过饮用氢水。为什么喝牛奶需要在 90 分钟后才出现氢气？因为这些氢气是来自大肠内细菌消耗牛奶产生的氢气。这一研究结果说明喝牛奶造成的体内氢气水平增加比饮用氢水更明显。研究者认为,饮用牛奶确实发现具有提高心脑血管疾病患者存活率的报道,过去认为是由于牛奶增加了钙的摄取,没有想到可能是生成氢气所致。

既然喝牛奶能增加肠道产氢气的量,那么,饮用牛奶可以代替氢水吗?

首先不能简单用体内产生氢气多少作为代替的理由,关键是要拿出喝牛奶的效果比饮用氢水更好才可以。可是至今没有喝牛奶比氢水效果好的研究证据。

其次,饮用氢水可以反复多次及大量饮用,但牛奶似乎不能饮用太多,至少不能像饮水一样。

再次,依靠肠道细菌产生氢气,短时间可以诱导,长期使用肠道菌可能会逐渐适应,氢气的产量将逐渐下降。如果平时不喝牛奶,偶尔喝一次牛奶,体内细菌可大量产生氢气。如果长期习惯饮用牛奶,肠道细菌会适应这种状况,氢气产量可能会逐渐回归到普通水平,这是必须考虑的问题。饮用氢水就不需要有这样的担心。

也有学者发现,诱导肠道持续产生氢气,可能会钝化氢气的作用,而间隔吸入氢气比持续吸入氢气的效果好,这种通过肠道诱导氢气更接近于持续吸入氢气的情况。这些问题比较复杂,需要用实验来证明。

79. 氢水为什么不能用塑料瓶包装?

氢水包装最重要的问题是不能使用塑料瓶包装。

因为塑料瓶会漏气,这是由塑料制品的微观结构导致的,塑料瓶的材质一般为 PETE(1 号塑料或聚对苯二甲酸乙二酯),这种材料是许多长链大分子堆叠在一起形成的,分子间形成的孔洞不均匀,偶尔一些空洞比较大,就会漏气。

塑料材料的这种空洞非常小,二氧化碳和空气并不是那么容易漏出来,所以你很难察觉到这种漏气,一般也不会对可乐有太大影响。虽然漏的速度很慢,但时间长了仍然会有明显不同,所以口感敏感的人会有很明显的感受。经常会觉得塑料包装的可乐"气"不足,没感觉。

不过氢气分子体积比二氧化碳小许多,漏起来就更快了。

为什么金属材料不容易漏气?是因为金属材料比较均匀,没有塑料材料那样的大小孔洞。其实严格上说,由于氢气分子太小,金属材料也一样会漏氢气,只不过这种漏气速度更缓慢,能保证氢气比较长时间保留,不影响其效果。

塑料瓶能用于包装可乐,不能用于包装氢水还有另外原因。在同样压力条件下,二氧化碳在水中的溶解度是氢气溶解度的100倍,即使塑料材料的漏气速度一样,从水溶液中漏气相对速度相差巨大。

氢水生产包装时,还需要注意几个问题。

一是金属材料不能与水有直接接触,氢气和金属材料容易发生反应,导致金属离子释放到水中,导致饮水污染的情况。解决的办法是在金属表面涂布上非金属材料。

二是包装内不能留下无效腔。因为二氧化碳溶解度高,可乐可以不需要装满,影响不大,但氢水不能这样。这会迅速导致水中氢气和气态进行交换。因为氢气溶解度在水中体积占比只有1.8%,就是说只有1.8%的气态氢气可以溶解到水中,相当于在气体和溶液状态的氢气比例是60∶1。如果包装的密封容器内有气体空间,大部分氢气都会在容器内释放。在打开包装的瞬间,这些非溶解的氢气会立刻释放到空气中。由于氢水包装不能有无效腔,选择玻璃瓶同样也不是好办法。因为热胀冷缩效应,特别是结冰时体积会更加膨胀。装满水玻璃瓶遇到温度变化剧烈时,容易发生被撑破的后果。市场上有的企业用压力水桶作为氢水包装模式,是比较完美解决这个问题的方案。不仅可以在包装上不留无效腔,而且在使用过程中仍然能避免空气进入水中,这就能保持氢气长时间处于溶解状态。而且由于这种压力桶有一定承压,会显著提高氢气的溶解量。

三是不能使用密封度小的旋口,旋口瓶仍然可以作为氢水包装模式,但某些质地过硬的旋口,仍然存在氢气漏气的问题,虽然这种漏气速度比塑料瓶慢许多,但经过几个月运输和储存,氢气浓度仍然下降很快。

80. 选择哪种类型的氢水好? H₂

健康产品市场上,氢水类型铺天盖地,很不好选择。下面从氢气医学研究角度,谈谈个人看法,供大家参考。

氢水是氢气医学最经典的产品,最早来源于电解水。日本人饮用碱性电解水的历史有近一个世纪,但过去并不了解电解水发挥作用的本质,氢气医学效应的发现给电解水提供了科学解释,也让电解水演变出更多产品类型。氢水杯来自电解水机的小型化,开始用电极对水进行直接电解,不分正负。电解水机会将正负极电解水分开,正极电解酸性水用于消毒或废弃,阴极电解碱性水才用于饮用。酸性水是有毒的,可能不会对人造成太大危害,但不分正负极的电解水显然不是理想模式,早期氢水杯为解决正极产生的有害成分,使用一些还原剂中和或吸附剂进行改良,但长时间使用仍然会存在安全隐患。随着技术进步,氢水杯逐渐也有了用隔膜分离正负极,实现了正负极电解水的分离。

氢水杯中一般用于电极的是金属材料,虽然经过表面镀惰性材料,但电解是非常强烈的氧化还原反应,时间长了电极材料仍容易被腐蚀,材料腐蚀后一些金属离子就会溶解到水中。要解决这些问题,对材料和工艺设计等方面需要有比较多的技术要求,造成市面上真正安全可靠的氢水杯并不多。据了解,杯子用一个纯钛钉就需要50元成本,一个杯子上至少有4个这样的钉子。也有的采用分体式设计,就是产氢气和混合氢水物理隔离。所以高品质就需要高成本,安全的杯子往往比较贵。

氢产品外观等虽然也重要,但并不是最关键的,安全才是氢水和一切健康产品最关键的。具体到氢水,最关键的是材料安全性,绝对不能假借氢气概念做伤害健康的恶劣行为。价钱太便宜的杯子其品质值得怀疑,因为亏钱的生意没人做。正因为这样,廉价的氢水杯需要慎重选择。

氢水机有多种类型。一种是从过去电解水逐渐改进的类型，当然也有把过去成熟的电解水换个氢水机的名字销售，早期电解水氢气浓度往往不太高，随着技术改进，现在情况越来越好。另外一种模式是采用物理混合技术，就是机器分为氢气制造或存储模块、气液混合模块，这种方式完全避免了反应副产物混入饮用水的隐患，在设计上属于最安全的氢水制造模式，但是这种模式的制造成本相对要高，起初这种产品类型比较少，现在市面上这种模式的氢水机越来越多，是市场逐渐认可和理性的一个表现。

包装氢水也有两种类型。一种是小包装，主要是易拉罐、铝瓶和小袋包装水，一种是高压氢水桶。小包装模式已经有 10 多年历史，相对来说造价和运输成本比较高，但这种方式使用非常方便，已经有了相对稳定的市场。包装氢水的主要问题是价格偏高，希望将来能有大型的日用销售公司进入这个领域，可让这种氢水成本降低，逐渐代替普通矿泉水进入寻常百姓家。最近 2 年开始出现桶装氢水，这种方式特点是水桶能维持一定高压，让水中氢气浓度有效提高，但这种方式不太适合进行大规模集中生产，也不方便长时间存储，这种方式的历史还比较短，可能存在的一些问题没有充分暴露。

总之，氢水产品类型比较多，只要氢气浓度达到一定要求，例如 1 ppm 以上，就比较不错，基本上都可以产生作用。相对来说，普通人可以先用罐装或桶装水尝试，长期使用推荐用氢水机更合适。

81. 纳米气泡是最好的氢水技术吗？

纳米气泡给氢气医学提供了实用技术，氢气医学给纳米气泡提供了理想应用场景，因此纳米气泡和氢气医学是典型的珠联璧合关系。

纳米气泡是一种热门的物理研究领域，主要是这种特征的气泡存在难以让人理解的特征。按照经典气泡内压理论，气泡体积越小，表面张力越大，气泡内压强越高。按照气体溶解定律，压强越高，气体溶解量越大。气泡越小，压强越高，气体溶解到气泡周围水中越多，按照这个规律，一旦气泡直径小于 1 微米（1 000 纳米），气泡会迅速溶解，甚至由于速度过快而出现爆溶现象。

大量研究发现，100～500 纳米直径的气泡的存在寿命非常长，这让科学界感到非常意外。由于制作纳米气泡的技术来自工业，技术已经越来越多。气泡越小溶解效率越高的基本规律仍然存在，给纳米气泡在气液混合领域的应用提供了重要条件。另外，纳米气泡寿命长也给纳米气泡这种特殊的溶气模式建立了新的载气模式。

具体到氢气医学，纳米气泡不仅能有效提高氢气的浓度，更能显著提高水中氢气的溶解度。就是在纳米气泡水中不仅有溶解状态的氢气，也有纳米气泡状态的氢气，两种结合起来比经典的气体溶解度增加了许多倍。

气泡是指液体内充满气体的空穴，产生气泡的基本条件是液体内气泡内压不小于环境压力。气泡表面拥有不同于气泡所在液体性质的成分。表面活性剂对气泡的形成十分重要但并不是必须条件。由于浮力比较大，大气泡一般会迅速上升到表面崩解，直径小于 1 微米的气泡也就是微纳米气泡因存在目前不了解的机制，能在液体中长时间稳定存在。

纳米技术领域一般习惯把 100 纳米作为纳米颗粒的最大尺度，但是纳米气泡直径一般大于 100 纳米，气泡研究领域一般把 1 000 纳米以下作为纳米气泡或微纳米气泡，100 微米以下为细小气泡。纳米气泡有两种基本类型，一种是非球形界面纳米气泡，是固定分布在液体和固体界面上的气泡，这种气泡在学术界研究得相对充分，但应用相对少。另一种就是我们比较熟悉的体相纳米气泡，就是悬浮在液体中的球形纳米气泡。学者们对气泡的具体大小范围仍然有不同看法，但大多数同意直径为 100～1 000 纳米的气泡为纳米气泡。

气泡制备方法主要包括水力空化和颗粒空化、声学或声波降解法、电化学气蚀和机械搅拌等。这些技术背后的物理学基础都是利用表面张力和能量消耗降低压强。纳米气泡的基本制造方法有 4 类，一是加减压法，二是机械旋切法，三是超声空化法，四是湍流管法。一般具体应用中往往多种方法联合起来使用。

氢气医学和纳米气泡技术很早就有结合，日本和中国在这方面走在国际前列，现在大规模氢水制造一般都采用微纳米气泡技术，家用氢水机和氢水洗浴产品也多采用纳米气泡。

82. 哪种氢气技术会成为主流？

将来的氢气吸入技术是低浓度混合气、纯氢气还是高流量的氢氧混合气？现在还很难准确预测，一切都靠发展来定。氢气的制造已经过许多年的发展，有多种技术可供选择。例如工业上利用天然气或生物质重整分解制造氢气，利用水电解制造氢气，利用阳光和生物催化制造氢气，这些方法在氢气能源领域都有探索，其中电解水制造氢气存在效率不够高的问题。但是氢气医学对效率的敏感性不高，因为人体和生物对氢气需求量非常少，多浪费一点能源不需要考虑。且最终大家考虑的是能不能大量生产，最简单安全操作。目前纯氢气和氢氧混合气技术仍然存在一些竞争，相对来说，低浓度氢气混合气不会流行，因为操作复杂，且不会增加安全性和有效剂量。氢氧混合气技术存在安全问题需要从技术上克服，或者在氢气医学领域存在一定技术门槛。最近中国刚批准的技术正是氢氧混合技术，并不是因为这种方式最好，而是因为这种技术在效果和研究成熟度上超过纯氢气的技术，估计将来也应该会有纯氢气的技术被机构批准。如果是这样，就会有两种技术的正面竞争。

目前看起来，氢氧混合吸入技术已经获得了中国国家机构的认可，是成功的技术。如果这种优势能迅速转化为市场占有率，将来这一领域的结果就非常明确了。但是，氢气吸入的市场今天没有成熟。氢气医学现在的情况类似于发动机的蒸汽机时代，以后还会有对等技术的竞争。从国家和社会利益角度，也会希望有不同技术类型供选择，经过反复尝试对比和优化，最后能选出最理想的方式，或者两种不同方式都得以保留。好比汽车淘汰了马车，但马车一直都在使用，虽然使用的场景越来越小。即使是一种技术成功了，不等于将来没有新竞争技术出现，例如燃油机那么牛，今天电动车不是也异军突起了吗？所以今天真没有办法确定到底哪个技术会成为主流，主要靠效果，部分靠市场，部分靠机遇，在竞争发展和演化中逐渐确定答案，最终是机遇说了算，存在不确定性。某个行业处于不确定的历史时期，也给从业者提供了足够的想象空间和预期。在这个经济和科学技术快速发展的历史时期，氢气医学具有这样的不确定性，也是其价值体现和可贵之处。

83. 短时间用氢为什么会产生持续效应？

无论吸入氢气还是饮用氢水，氢气在人体内停留时间都比较短，但是氢气产生的效应比较长，为什么会这样？

饮用氢水后，氢气通过胃肠道吸收进入血液，15分钟内达到最高峰，但1小时后氢气几乎完全挥发。这样短的时间，氢气如何发挥疾病治疗作用或健康促进作用？采用吸入氢气的方法，可以让身体内氢气维持时间更长些，但一旦停止吸入，氢气挥发消失得也很快。总之氢气在身体内停留时间比较短，这种短时间停留如何产生持续效应？

氢气短时间进入身体后，可能启动了其他效应，这个被启动的作用具有持续性特点，类似于麻醉气体和药物的长期效应。举个不恰当的例子，我们被人打一巴掌，一巴掌只需要几秒钟，但疼痛的持续时间可以很长。因为一巴掌打下来造成皮肤和皮下组织损伤，这种损伤可以产生局部炎症反应，导致损伤持续存在。类似地，一些治疗和保护作用的方法，一过性接触，也能产生持续效应。

这种效应可能与免疫反应、基因表达，或蛋白活性有关系。氢气是不是信号分子目前还缺乏证据，但氢气干扰其他细胞信号的可能性非常大。许多学者用基因表达组、蛋白组或代谢组等方法可以找到兴趣分子，就是根据这个道理。不过氢气生物效应机制中，最核心的问题是氢气如何启动这种间接效应，最开始通过什么分子发挥这种启动效应。

我们知道，人体本身存在强大的自我修复能力，许多药物治疗只是发挥了辅助作用,身体的康复需要身体自身的修复能力。例如我们的手被割破,只要进行清创包扎,必要时进行缝合,可不用任何药物,一周时间伤口就能愈合。医生在这个过程中的作用主要是处理伤口避免感染,修复的过程则主要依靠身体自身的愈合修复能力。

喝氢水后氢气在体内持续存在的时间很短,在人体中的存在甚至不超过 1 小时,动物因为呼吸循环更快,持续时间更短,我们可以观察氢气是否具有预防疾病的作用来确定这种奇怪的现象。

虽然短时间作用可能会产生持续效应,从效应最大化角度考虑,反复使用可以产生更持续效应。因此如果希望用氢气获得最好的作用,应该经常饮用氢水,个人认为,未来应该把氢水作为日常饮用水,就好像每天适度运动一样,这才能获得更大的效应。

84. 不间断吸氢气有何效应?

氢气生物医学效应发现以来,人们已经建立了多种使用氢气的方法,具体来说有饮用和注射氢水,用氢水沐浴,吸入不同浓度的氢气混合气等。虽然这些方法都被证明具有治疗疾病和预防损伤的作用,也有一些临床研究证据,中国甚至已经将氢气吸入批准为临床疾病治疗方法,在新型冠状病毒防疫中,也有了氢气的身影,最新版新型冠状病毒性肺炎中国临床诊疗方案和危重症患者都已经将氢氧混合气治疗作为有条件可使用的方法。

但是氢气医学毕竟属于一种新事物,人们仍然会从不同角度对这种方法的有效性、适用范围、使用方式等方面开展研究。这些研究都无疑为我们全面理解氢气的医学效应和安全性提供重要参考。2020 年 4 月日本爱媛大学学者 Takeshi Kiyoi 在 *Plos One* 杂志发表一篇研究论文,对连续吸入氢气的效应进行了观察。结果表明,持续低浓度吸入氢气能产生抗氧化效应,这种方法给一种氢气使用场景提供了参考,那就是日常吸入氢气,或者建造一种有氢气的生活环境,类似氢气调养,就是将我们生活的环境中氢气浓度提高到某一个水平,达到能纠正身体氧化应激的目的。当然这种模式看似简单,实现起来并不容易。可取代的方法就是通过鼻导管连续低流量吸入氢气,日夜不停地吸氢。

氢分子被认为对氧化应激有抑制作用,可减弱包括心血管疾病在内的各种疾病的发生和发展。然而很少有报告评估持续不断地吸入氢气对血管重建的预防作用。最新研究使用袖口人工血管诱导血管损伤小鼠模型,研究了持续吸入氢气对血管新生内膜形成的影响。8 周的年龄 C57BL/6 小鼠分别持续生活在密封舱内 2 周,氢气治疗组吸入压缩氢气(氧气 21% + 氮气 77.7% + 氢气 1.3%),对照组吸入压缩空气(21%氧气 + 79%氮气)。所有动物在麻醉下通过在股动脉进行聚乙烯管嵌套诱发炎症,建立血管内膜增生模型,对照组可见明显血管内膜增生,细胞增殖增加,而氢气治疗组的上述现象明显减弱。对照组 NADPH 氧化酶 NOX1 表达明显增加,氢气治疗后下调。NADPH 氧化酶亚基 p40phox 和 p47phox 两组之间没有统计学差异。尽管超氧阴离子水平没有改变,但由羟自由基等活性氧和过氧亚硝基导致的 DNA 损伤在氢气治疗后明显下降。这些研究结果表明,持续吸入氢气可通过降低氧化应激部分减轻血管重构,提示在生活环境中安全浓度吸入氢气可能是预防动脉粥样硬化等血管疾病的有效策略。

氢气要有效果,需要足量。如何足量,这个研究告诉我们,可以连续不断地使用氢气。当然这还需要有人体试验进行验证。一种新的研究领域,就是因为存在许多不了解的问题,才值得我们继续探索。氢气医学就是这样一种让人神往的领域。因为安全有效所以得到应用,因为没有充分了解所以值得研究。

85. 纯氢气和氢氧混合气哪个更好?

氢气吸入设备有两类,一是纯氢气,二是氢氧混合气。这两种设备哪种更好是许多人关心的问题。两种设备各有优缺点,很难说哪个更好。氢氧混合和纯氢气设备一般都是电解水方法制造,不过氢氧混合是将水分解的氢气和氧气一起收集起来,因为水中氢氧比例是2∶1,电解后氢气和氧气比例也是2∶1,这样混合气中氧气浓度是1/3或者是33%,氢气是2/3或者66%。纯氢气则只留下氢气,氧气释放到外部。出现纯氢气和混合气两种设备是由电解水制造氢气技术造成的,纯氢气是电解水的基本目的,所以过去的氢气发生器都需要把氧气分离释放掉,目的是获得足够纯度的氢气。不过也有一种技术是将氢气和氧气一起收集起来,因为氢气和氧气混合燃烧可以获得非常高的温度,这种氢气氧气火焰机又称为布朗机,过去主要用于工业。

纯氢和氢氧混合气的技术过去都有,当前两种类型的机器都是过去成熟产品的改进。两种设备各有什么优缺点呢?氢气和氢氧混合气都是可燃气体,都存在燃烧风险,但风险大小有很大不同。纯氢气燃烧风险小安全性更高,氢氧混合气燃烧容易发生爆炸,所以风险更高。燃烧三要素是燃料、助燃剂和火种,氢气是燃料,氧气是助燃剂,要发生燃烧,氢气和氧气需要一定混合比例,氢气或氧气浓度低于4%都不具有燃烧的条件,因为没有氧气缺乏助燃剂要素,纯氢气不可能发生燃烧。当然纯氢气和空气接触仍然有发生燃烧的可能,只是这种接触时间非常短暂,使用过程中只要不去故意点燃,发生燃烧的可能性极小。纯氢气方式的使用与我们家用燃气灶非常类似,管道或罐内燃气都是燃料,但因为没有氧气,只要不泄漏出来就不会发生危险。使用天然气时用专门灶台,通过点火和混合一定比例的空气,可以燃烧做饭。氢氧混合气本身具有燃烧条件,使用中必须严格控制燃烧条件,就是一定要避免火种。另外就是要减少混合气体积,这种设备内部和外部管道都不能有太大混合气腔体,不同部位应设置火焰阻断和压力保护装置。

氢气毕竟属于易燃气体,任何单位和个人都无法承受氢气燃烧爆炸的风险。

氢气使用必须有防火防爆安全措施,严格按照安全操作规范使用,如不要在狭小密闭空间使用,机器周围不放易燃物品和火种等。

纯氢气与氢氧混合气的使用剂量有差别。纯氢气因为没有氧气,吸入时会导致空气被稀释,氧气浓度下降,所以为避免缺氧,使用时供气量不能太高,一般是控制在每分钟1000毫升以下。普通人选择小的纯氢气供气一般不会引起缺氧危害,因为人体对空气氧分压有一个安全范围。不超过1升主要是考虑到人每分钟吸入空气总量为6～10升,1升稀释导致氧气分压最多下降大约1/6(16%)。每分钟吸入1升纯氢气接近搭乘民航客机或海拔1500～2000米高山的低氧程度。大多数人显然能耐受这样的低氧程度。如果患者本身有低氧血症或肺活量很低的婴幼儿,则需要慎重使用纯氢气设备,或者应配合血氧饱和度检测。氢氧混合气因为氧气分压超过空气,和空气混合吸入人体不会造成低氧,所以不需要考虑低氧因素,能允许更高剂量的氢气摄入。但是目前氢气医学研究没有明确氢气的剂量效应关系,增加氢气剂量是否能提高效应并不清楚。由于人体应用氢气安全性比较高,适当增加氢气剂量可能有利于覆盖更多效应,在不增加负担和风险的情况下,增加使用剂量是合理的策略,但并不必要过于追求高剂量,最终以获得效果为标准。

有人认为氢氧混合气能提高氧气供应,这并没有太大意义,人通过鼻导管吸3升流量纯氧气,增加的吸入氧浓度只能达到33%左右,吸入33%的氢氧混合气因为流量不同,其氧分压增加非常有限,而普通人的血氧饱和度在吸入空气时超过95%,少量增加氧分压不会明显提高氧饱和度。除非患者存在氧饱和不足或通气阻力过大的情况,吸入氢氧混合气在适当增加氧分压减少呼吸阻力等方面有正面意义。

86. 如何从安全性和使用效果两个角度进行设备分析? ⓗ

科学和技术不是一个概念,但是科学和技术可相互影响。本质上来说,似乎有了科学才会有技术,其实许多情况下技术才是科学的源头。经典的例子如热力学就是因为有了热机才有人研究热机效率,最终产生了热力学,而热力学定律竟然成为自然科学的基石之一。氢气医学也包括科学和技术,氢气能治疗疾病的发现具有科学属性,因为这是概念层面的,是过去人们不了解的知识。但使用氢气治疗疾病则是技术，是医学应用技术。

从科学研究角度，我们对氢气治疗疾病关注的是效果，是效果产生的分子基础。但从应用角度，关注的是使用安全性、效果强度和方便性等问题。

氢气医学在研究开始阶段完全没有考虑使用高氢气浓度氢氧混合气方式，或者说没有认真考虑过应用混合气。因为避免危险是首先考虑的因素。2007 年我们团队开始研究氢气吸入时，对氢气的危险感觉达到了恐惧的程度，主要是因为我们对如何使用氢气不够了解。从气体公司购买低浓度氢气时，很是小心翼翼，在实验室使用氢气时，也倍加小心。但是随着对氢气的了解，胆子越来越大，但也没有考虑过使用氢氧混合气，特别是达到可燃烧可爆炸浓度范围的氢氧混合气，我们不太敢涉足。

但是现在氢气医学应用领域确实有氢氧混合气吸入模式，而且这种模式也进入国家批准的医疗器械目录，中国的新型冠状病毒性肺炎诊疗方案中也将氢氧混合气吸入纳入建议方法。所以，无论是否理解，无论是否担心，事实就是这种技术已经被认可和使用。虽然如此，我们仍然对使用这种模式的安全性表示担心。建议使用者和产品生产者都必须切实解决安全使用的技术问题。

氢气使用的产品中，大量模式是纯氢气方式。这里就出现一个大家关心的问题，氢氧混合气和纯氢气哪个好？其实这并没有标准答案，或者说各有优缺点。这里主要从安全性和使用效果两个角度进行分析。

简单说就是，纯氢气吸入会导致氧气浓度相对下降，如果氢气流量比较小，不会明显降低氧气浓度，不会对使用者带来危害。但氢气流量比较大时，氧浓度过度下降就存在缺氧风险，特别是肺活量低的小孩和老人，这种影响更明显。如果使用者本身存在缺氧和心肺功能障碍的情况，低氧产生的危害就更严重。不过这是在氢气流量比较大，使用者情况比较特殊的情况下，普通人吸入少量纯氢气不那么容易发生缺氧。

氢氧混合气由于氧气浓度不会下降，吸入不会有导致低氧的问题。

但是氢氧混合气存在燃烧爆炸的风险，是这种设备的明显缺点。纯氢气在没有氧气存在的情况下，几乎不会燃烧。当然这也不是绝对的，因为在氢气离开管路进入空气中时，也有非常局限的范围会达到可燃浓度的。为

　　了解决这个问题,日本有企业将氢气和空气提前混合,将氢气浓度下降到4%以下,保证整个过程的绝对安全,不过这样做增加了设备复杂度。

　　在使用效果方面涉及剂量效应关系的问题。理论上说,剂量高效果会更好,但存在不良反应的可能性也增加了。氢氧混合气因为没有低氧问题可以提供更大氢气剂量,具体表现在血液中氢气浓度会高于低剂量的纯氢气模式,但是效果需要用对比研究证据来说明。目前氢气医学研究中,剂量效应关系的研究非常少,对不同方式给氢气的对比研究就更少了。我们单纯从理论逻辑上对比其实并不具有说服力。且从药理逻辑上考虑,使用低剂量能获得效果的情况下,不推荐使用高剂量,因为高剂量也存在使用高风险。

　　总之,氢氧混合和纯氢气的吸入方式,目前没有好坏之分,是需要将来进一步研究才能回答的问题。

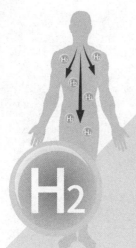

氢气是理想的健康
医学手段篇

87. 为什么氢气是理想的健康医学手段?

《"健康中国 2030"规划纲要》提出,以提高人民健康水平为核心,以体制机制改革创新为动力,以普及健康生活、优化健康服务、完善健康保障、建设健康环境、发展健康产业为重点。国家健康战略规划从救死扶伤为重点的临床医学开始迈向提高人民健康水平为核心的健康医学,这与社会文明进步和人群结构变化是相适应的。

什么是健康医学? 健康医学的核心目标是提高人民健康水平。具体的策略要根据影响人民健康水平的主要问题来考虑,当前影响人民健康水平的疾病主要是慢性代谢性疾病、心脑血管意外和恶性肿瘤等非感染性疾病。影响健康和慢性病发生的主要因素是遗传因素、饮食结构、运动锻炼、睡眠。

关于健康医学的具体措施,在《健康中国行动(2019—2030 年)》的第三章的塑造自主自律的健康行为中有比较全面的体现,如合理膳食、全民健身运动、心理健康。

健康医学的工具有什么特点?

一是对快速有效性的要求不太高。健康医学的有效性往往从整体或普遍意义上来考虑,追求长期效果和整体价值,并不是针对个体和具体疾病的。例如饮食干预,饮食和营养存在非常大的个体差异,这方面对临床营养来说更容易理解,不同疾病需要不同的营养支持。对健康医学来说,不同个体也同样有差异,水果对大多数人都是健康食品,但是对某些果糖不耐受的人,水果就是"有毒"食品了。但是作为群体健康干预手段,我们仍然会广泛宣传水果蔬菜是健康食品。

二是对健康医学工具的安全性有更高要求,当然安全性也是从整体上考虑的。安全性是相对概念,只有安全性高低,没有绝对安全的方法。尤其是对身体会产生一定影响的干预措施,并没有绝对安全或全面安全的。虽然如此,但能够作为健康医学手段的都有非常高的安全性。例如健康饮食、增加运动、心理干预、戒烟限酒、干净空气,这些手段的安全性肯定是非常高的。为什么健康医学手段需要更高的安全性,显然健康促进不是疾病治疗,治疗疾病使用的药物可以根据对病情缓解的效应来接受药物的毒性和不良反应。例如治疗癌症,我们能接受某些可导致基因突变的治疗,放射治疗就是典型的方法,因为能更快速破坏杀死肿瘤细胞,即使会增加基因突变概率,为尽快实现治疗目标也就顾不了那么多了。但是对于健康的个体,我们就不能使用这些激烈的方法了,甚至有一些不良反应都是比较忌讳的。所以药物千千万,能用于健康促进的药物非常少见。为什么过去维生素矿物质能大行其道,主要原因是这些物质本身就是人体需要的,本身就是人体的基本组成成分,其安全性非常高,所以才广泛应用于健康促进领域。

三是健康医学工具具有容易推广的特征。这一特征要求健康医学方法不能过于昂贵,不能过于复杂。简单易行和经济实惠是健康医学工具的基本要求,没有简单和经济作为基础,就很不容易在人群中进行推广,也很难真正取得社会效应。

我们按照健康医学的标准看氢气是否符合要求,首先,氢气的有效性有比较多的研究证据,这些研究证据甚至都达到了运动和饮食干预的水平,当然目前在大规模人群研究方面仍然不足,这对于刚刚开始研究的一个新领域来说已经是非常不错。相信关于氢气效应的证据数量和档次都会越来越高,越来越多。其次,氢气的人体安全性有非常高的明确证据。氢气的安全性超过空气,超过应用干预,超过运动干预,也超过许多看上去安全的各种维生素和矿物质。当然目前仍然需要在这方面做进一步的研究,最近哈佛大学就在生物安全性研究方面给了我们比较好的借鉴。第三是氢气的方便性和经济实惠方面也远远超过许多经典健康医学方法。

所以氢气医学完全符合健康医学标准,氢气生来就是为健康医学定做的工具。简单易行,安全有效,这样的全面优秀的品质,没有任何其他手段可比。

88. 剂量小效果好,氢气凭什么有这样的优势?

氢气在水和身体内溶解度非常小,决定了无论用什么方式,能进入身体内的氢气绝对量非常少,或者使用氢气时一般剂量比较小,虽然剂量小,但无论是动物实验研究,还是人体临床研究,氢气都表现出非同小可的效果。剂量小,效果好,是氢气比较神奇的表现,那么这背后到底是什么道理,让我们来分析分析。

1) 氢气扩散能力强大

一般我们讲扩散能力是说氢气能在身体内自由扩散,这增加了氢气发挥作用的可能性,更重要的是氢气在分子内部的扩散能力,就是氢气能进入分子内部发挥作用。

氢气的扩散能力强大,能非常容易跨过细胞膜,所以氢气能进入大脑,能进入视网膜,能进入耳蜗,也能进入关节韧带等许多药物分子难以进入的人体组织内部。这是氢气能产生效应的重要基础。

更重要的是,氢气这种小分子能扩散到生物分子内部。生物体内存在大量大分子,例如许多蛋白质核酸脂肪分子都是非常大的分子,这些分子不仅是生物组织的结构成分,也是参与多种重要功能的成员,这些分子受到氧化损伤也是导致疾病的分子基础。但是由于自由基往往也是小分子,能随意进入分子内部,或者说随意进入亚分子结构,产生氧化损伤。一般蛋白质维生素等主要的大分子抗氧化物质,不容易扩散深入到这些分子内部。一方面分子氧化损伤部位隐蔽,另一方面抗氧化物质难以到达,这导致体内抗氧化系统的失效。氢气则具有深入分子内部的扩散能力,能保护这些细胞分子,避免这种氧化损伤的发生。所以扩散能力强不仅是氢气发挥作用的条件,也是产生作用的基础。

2）氢气具有选择性抗氧化作用

氢气具有选择性抗氧化作用，这也给氢气小剂量大效应提供了条件。因为生物体内活性氧主要的类型是有功能的活性氧，这些活性氧具有生理功能，并不是导致氧化损伤的主要因素。少量毒性强的自由基才是导致氧化损伤的根本。氢气对毒性强的自由基有作用，因为这种自由基数量少，不需要非常多的氢气来中和。这就好比用突击队去打击敌人的司令部，少数士兵少数装备精准打击就可以完成任务，因为打击的目标重要，产生的效果就非常好了。

3）气体剂量的相对性

如果从绝对溶解量来说，氢气似乎剂量比较小。但是气体生物学效应取决于这种气体的分压，氢气在产生作用时，其生物体内分压并不低。我们都知道，氧气是重要的生物气体，氧气的溶解度也很低，但生物体有一套能帮助氧气运输的分子，就是血红素蛋白，最著名的是血红蛋白和肌红蛋白，其实细胞内的各种细胞色素几乎都含有血红蛋白，这些分子都能帮助运输和储存氧气。这当然有利于氧气运输，但同时也会导致氧分压下降。这好比到处都是能吸水的海绵，就会减少能流动的水。在动脉血管内，氧分压比较高，新型冠状病毒性肺炎患者需要用氧分压表示呼吸功能测定的就是这个指标。但在氧气使用的部位，就是细胞线粒体内，正常氧气分压也非常低。当然根本原因是线粒体不断代谢消耗氧气，但导致氧分压下降的一个重要因素就是氧气结合蛋白的缓冲效应。

氢气在身体内没有结合蛋白。氢气结合少数自由基消耗的绝对量比较少。这导致氢气分压在身体内能维持比较高的水平。特别是在细胞内氢气分压的维持比较高，这给氢气发挥生物学效应提供了可能。

89. 氢气值得尝试使用吗？

虽然有各种基础甚至临床研究证据，对大多数疾病来说，目前都没有获得使用氢气治疗的认证。所以说氢气对许多疾病来说都不是药物,这种情况下无论哪种使用方法,都不可以说能产生治疗作用。所以我们说尝试使用,或者说值得开展研究和探讨。氢气医学产品是否值得使用这个问题虽然简单,但并不好回答。

但从目前我们掌握的整体信息进行判断,氢气太值得使用了,无论是作为促进健康、预防疾病,还是作为药物治疗的辅助手段,都是非常好的工具。氢气作为人体使用的工具安全性比较高,产生的潜在效应比较广泛,比较适合个人作为健康工具使用。

大量研究结果也说明,氢气可能能治疗某些疾病。中国卫健委已经批准氢气吸入的一种医疗器械治疗慢阻肺和新型冠状肺炎等特定疾病。虽然还没有更多适应证,但考虑到氢气效应的分子基础,对许多疾病都有潜在治疗作用,医生也可推荐更多疾病使用氢气进行试验性治疗。

但不要过分期盼氢气治疗疾病,把氢气作为健康医学工具更合适。氢气更接近营养和运动疗法,是普通人预防疾病提高健康的日常工具。作为许多疾病治疗的药物不仅需要更多研究支持,氢气疗效和安全性也需要和经典疗法进行对比综合考虑,日常使用和未来探索也有个轻重缓急。那么哪些具体情况更适合考虑使用氢气呢?

1) 氢水对付消化道疾病

过去日本有电解水治疗消化道疾病的经典证据,而电解水主要的有效成分就是含有一定浓度的氢气。今天的氢水含有更高浓度的氢气,对胃肠道疾病也有比较多的研究。特别是对返流性食管炎也有临床试验证据。对便秘虽然研究证据比较少,因为氢气能促进胃肠道蠕动,作为纠正便秘的工具是比较理想的。更多消化道问题,例如炎症性结肠炎、癌症治疗导致的消化道急性损伤,都可以用氢气作为辅助工具。

2) 氢水洗澡对付皮肤病

皮肤病一般都存在炎症反应,氢水作为外用工具,能在局部提供高浓度氢气,产生的效果往往比较明显。最好的时机是在皮肤病早期使用,把炎症反应控制在萌芽状态。目前皮肤病方面有比较多的研究证据,例如华山医院曾经发现,给银屑病患者洗氢水澡,可以有效控制皮肤病变。韩国学者也报道氢水洗澡能抚平皮肤皱纹。更多基础研究发现,氢气对紫外线导致的皮肤细胞损伤有保护作用。韩国学者曾经报道对特异性皮炎,局部使用氢气的效果比较理想。但是控制炎症并不能彻底纠正皮肤病发生的根本病因,氢气很难彻底根除皮肤疾病。

3) 氢气吸入对付呼吸道疾病

气体吸入过程中,呼吸道是药物浓度最高的部位。因此吸入氢气对呼吸道疾病产生效果的可能性最高。呼吸道疾病包括哮喘、支气管扩张、慢性阻塞性肺病等类型。当然对于严重的过敏性哮喘和合并心衰的患者,因为患者敏感性比较高,使用任何手段都应该慎重。氢气对这些心肺功能严重障碍的患者一定要在医疗机构和专业技术支持下使用。

4) 氢气对付代谢性疾病等慢性病

对于糖尿病、血脂异常、高血压等代谢综合征,氢气可以缓解各类组织器官的炎症反应,例如肝脏、血管和脂肪组织内代谢性炎症。各种氢气使用方法都有可能对这些疾病产生一定效果。特别是氢水饮用对肝脏和内脏炎症作用具有更强的针对性。对涉及全身血管相关炎症则需要吸入氢气、饮用氢水,并联合氢水沐浴等多种方法同时使用。

5) 无药可用的疾病可尝试使用氢气

在无药可用的情况下,可以尝试使用氢气,主要是因为氢气比较安全,而氢气抗炎症抗氧化的作用又具有普适性,因为许多疾病都存在这种共同的病理基础。

例如阿尔茨海默病、恶性肿瘤晚期和某些不明原因的与炎症相关的疾病。这些问题如果没有找到合适的方法,氢气可以作为一种姑息疗法。这种情况即使没有作用也能理解,能产生效果当然皆大欢喜。不过在过去这些年,许多患者获得了神奇效果,特别是一些恶性肿瘤,通过大量长时间吸入氢气,竟然从死亡边缘恢复。氢气为什么能对一些人产生神奇效果,单从抗氧化、抗炎症都无法圆满解释清楚,也是一块值得探索和研究的领地。

氢气可以试用的情况还有很多,这里只抛砖引玉,希望对从事这方面研究和产品开发的同行有一定参考价值。

90. 为什么说"水为生命之母，氢为生命之父"？ H₂

水是万能溶液，具有固体、液体和气体三种状态。水是生命产生的前提条件，也是生命体发挥基本功能的必需条件。水是生命之液，是生命活动的必要条件。有了水就会有生命，反之亦然。人类探索外太空是否有生命，也是根据是否存在水作为标准之一。

水的重要性毋庸置疑。没有水就没有生命，但是许多人不知道的是，水是人类最重要的基本营养素之一。如果有水但没有食物，人可以活一个月，但是如果没有水，三天就很危险，这也是为什么许多灾难救援所谓黄金72小时的最基本道理。水是人体维持体温，吸收营养，排泄废物的最基本工具。几乎所有的细胞代谢过程都必须在水溶液中进行。

人体含水量受年龄、性别、体型和身高等因素影响，水在成年人中占体重为55%～75%，女性多于男性，年龄越高含量越少，脂肪越多相对含水量越少。但是不能简单将含水量作为是否健康的标准。比较理想的含水量就是细胞维持功能的理想水平。大约2/3的水在细胞内，另外1/3在细胞外。

保持身体最佳水含量是维持长期健康和长寿的最基本条件。每年夏季酷热都会夺走许多人的生命，高热造成死亡的原因主要是因为脱水，脱水也是老年人和儿童患病死亡的常见因素。感染患者如果同时伴随脱水会显著增加死亡率。身体少量缺水，如占体重的1%～2%就能显著影响运动成绩和认知功能。

水分子是一个人字形结构，1个氧原子和两个氢原子分别以共价键结合，水分子的两个氢原子与氧原子结合后的夹角是104.45度，而不是预测的109.5度，这是因为氧原子还有另外两对电子，这些电子对对氢原子核产生一定排斥作用（产生挤压效应）。

因为氧原子有孤对电子，能分别吸引另外一个水分子中的一个氢原子核，形成一个特殊的分子之间吸引力，就是氢键。这样类似于两个交叉的磁力棒每个水分子中氧原子有两个电子对负极和两个氢原子正极。每个水分子可以和 4 个水分子形成氢键,因此水可以形成一种空间网络结构,就是水分子团簇。许多人把水分子团簇大小作为判断水的品质标准,但这并没有得到学术界的认可。

水分子的极性也让水溶液特别容易溶解具有极性的带电离子,例如氯化钠在水中就是以正负两种离子形式和水形成结合结构。每个离子周围都会吸引大量水分子,形成刺猬样结构。水可以形成四个氢键的性质也是生命离不开水的重要原因之一,许多生物分子如蛋白质和脂类物质,就是和水形成氢键结构,形成多种多样的生物形态。例如细胞膜就是因为酯类分子按照亲水疏水的特性形成稳定结构。DNA 双螺旋立体结构的核心维持力就是各种氢键。蛋白质的三维结构更是氢键作用的必然结构。没有氢键,就没有水能在常温下保持液体等大部分性质,没有氢键就不可能出现生命。氢键也是水可以分解为氢离子和氢氧根离子的重要原因,这样可以让水呈现出酸性和碱性的特征。

水的相对分子质量为 18,因此每摩尔水分子有 18 克,这属于非常轻的物质,摩尔质量比水大的物质如氡可以呈现气态,氡的相对分子质量是 222,是水的 12 倍。这都是因为水可以形成氢键,而氡没有这样的能力。

氢键产生的根源在于氢原子的特征,这种原子核只有一个正电荷质子,与氧原子等形成共价键后电子云必然会偏移到氢核一侧,另一侧就会被极化出部分正电荷,这样的结构在其他原子中也会产生,但都没有氢原子这样高的比例。

氢气医学让水和生命的关系增加了更多含义。水是生命之母,氧气是自然界中非常独特的氧化剂,也是需氧生物不可缺少的物质。氢气具有强大的还原作用,也是生命产生的催化剂,可以认为是生命之父。大量研究发现,地球生命诞生需要氢气作为电子供体,也是早期生命赖以生存的能量基础。现在地球的一些极端环境中如海底温泉,那里没有阳光,也没有氧气,但有许多种生命形式,这些生命则仍然依靠氢气作为能量交换载体。因此可以说,氢气是生命之父,精心呵护着最早期的生命形成和发展。

组成水的氢和氧都是生命的重要元素。认识到氢气对生命的重要性这源于最近氢气医学的研究。有人认为,氢和氧互为阴阳,氢氧组成水是阴阳和合的结果,符合中华古代阴阳哲学。氢、氧和水这三种物质之间的关系也能体现宇宙演变和生命诞生的内涵。这种观点是可以从哲学上来考虑的,但无论如何,氢、氧和水都是生命物质,是属于现代科学范畴的观点。

大善若水,氢氧成之;水为生命之母,氢为生命之父!

91. "没有氧活不了,没有氢活不好!"什么含义?

"没有氧活不了,没有氢活不好!"这一提法来自一次电视采访。当时记者提问笔者,"我们都知道氧气对人很重要,现在你研究氢气也很重要,那么氢气和氧气到底哪个更重要?"笔者回答说,"氧气的重要性远远超过氢气,因为没有氧气我们根本活不了,没有氢气最多是活不好。"

后来许多人告诉笔者,这个说法很不错,能反映出氢气的生物学特点和地位,生动形象,也容易被人记忆。于是就进一步精炼成为**"没有氧活不了,没有氢活不好!"**作为宣传氢气医学的一个口号或说法。下面就尝试对这句话的内涵进行更多阐述,希望对大家有帮助。

为什么没有氧气人活不了?

(1) 氧气是生命不可缺少的物质。氧气为什么对生命重要,这是氧气在生命进化过程中逐渐形成的地位,但许多人并不知道氧气为什么对生命那么重要。氧气对需氧生物之所以重要,是因为氧气具有不可替代性,氧气是需氧生物细胞内唯一的电子最终接受体,即氧化剂。

氧气分子接受能量物质代谢产生的 4 个电子,在细胞色素酶 C 氧化酶催化下,与 4 个氢离子一起形成水,这个反应的最终产物是组成生命的水,产生电子的代谢过程会产生一定量二氧化碳。细胞代谢产生的二氧化碳通过循环和呼吸释放到体外,氧气通过呼吸和循环运输到细胞。这样就完成了细胞最基本的能量代谢过程。代谢产物二氧化碳和水都能得到处理和安排。在这个典型的能量代谢过程中,氧气的供应是时刻不能中断的,因为只有氧气存在才能让有氧代谢持续进行,而且非氧气莫属。

（2）氧气也有毒,氧化代谢会产生有毒代谢产物。物质氧化代谢是细胞维持正常功能的基础,这个过程可以为细胞源源不断地提供能量和原料,但这个过程中也不断产生对细胞自身具有危害作用的副产物。当然许多所谓的副产物本身也具有生物学作用,为了保持让这些物质发挥作用的同时减少对细胞的危害,细胞进化出能保持这些物质处于一定水平的能力,从整体上,身体也会通过破坏淘汰一些老化细胞实现整体功能的稳定。尽管如此,我们也难以逃避意外损伤、疾病和持续老化的发生,在这些过程中,来自能量代谢过程产生的有毒物质,尤其是各种活性氧会产生毒性作用。这些活性氧当中,有一些可以产生生理作用,也有一些活性氧毒性非常强大,可以造成细胞和组织的氧化损伤。

（3）氧化还原平衡是细胞和机体健康的基础,维持氧化还原平衡是细胞最重要的工作。细胞物质能量代谢的最主要反应是氧化还原反应,因此细胞内氧化还原平衡是细胞内稳态的重要方面。细胞维持氧化还原平衡的具体表现是,一方面不断产生活性氧,另一方面通过食物来源或自身合成多种多样抗氧化物质,例如多种维生素和抗氧化蛋白分子如谷胱甘肽等,也能产生许多调节氧化还原反应的氧化还原催化酶,如过氧化氢酶等。这些物质和酶也受到细胞氧化还原状态的精细调控,一旦细胞发生氧化应激,细胞立刻动员各种抗氧化基因的表达,加强细胞抗氧化防护能力,使细胞内氧化还原恢复到平衡状态。虽然细胞能精细调整细胞氧化还原平衡,但并不能避免在疾病和寿命影响下的氧化损伤后果。

为什么没有氢气活不好?

氢气可以协助细胞维持氧化还原平衡。氢气的选择性抗氧化具有独特性,能帮助细胞减少氧化带来的毒性副产物,协助细胞维持好氧化还原平衡。

根据研究推测,氢气是地球原始大气的重要组成成分,也是参与地球生命诞生的重要物质之一。在目前存在的一些极端环境下,例如海洋深处的海底热泉,那里的生物圈利用氢气作为能源基础,就好像地面上植物利用光合作用一样。在土壤和我们普通人的大肠内,有多种类型细菌可以产生和释放氢气,也有一些细菌例如甲烷菌和幽门螺杆菌,能利用氢气作为食物和能量物质。这种在生命起源和低等生物的能量和物质代谢中发挥核心作用的物质,在高等生命包括人类中继续发挥重要作用,也是理所当然的。

现在我们有大量动物和人体实验结果证明氢气对许多疾病状态具有很理想的预防和治疗效果,也从证据上说明氢气确实能在高等生命过程中发挥作用。因为关于氢气医学生物学作用仍然处于发展时期,我们很难准确判断到底氢气的作用有多大,根据当前研究的整体考虑,氢气能给我们人类的健康带来重要影响。更重要的是,氢气这种结构简单的气体,对人体没有任何毒性作用,那么这种气体让我们活得更好,一点都不过分。

总之,氧化损伤是需氧生物的宿命,作为细胞自身氧化还原平衡的一种有效补充,对恢复细胞功能状态、减少衰老和疾病带来的氧化损伤后果,氢气可以发挥选择性抗氧化的独特优势。

所以,可以肯定地说,没有氧气我们活不了,没有氢气我们活不好。

92. 如何客观准确地看待氢气医学? H₂

"没有氧人活不了,没有氢人活不好!"可以说是对氢气医学的客观准确定位。

首先,氢气对人类健康十分重要,这是其基本含义,没有氢气人活不好,当然有了氢气人就有可能活好。这是经过 10 多年研究的基本结论,氢气通过抗氧化、抗炎症,对维持人体生理平衡,预防和治疗急性慢性疾病产生非常理想的效果。更重要的是,氢气作为一种对人体没有毒性作用的物质,其作用十分广泛,对人类大多数慢性疾病如糖尿病和并发症、血脂异常、高血压并发症、帕金森病、阿尔茨海默病、结肠炎等疾病具有潜在防治效果。这样一种安全无毒、效果广泛、简单经济的方法,对解决人类健康问题,将可产生不可限量的作用,具有十分重要的意义。

其次,氢气并不是万能的,与氧气比较就十分清楚。氧气是维持生命不可缺少的,氢气并不是,因此氢气的作用只是在生命存在的前提下,产生促进健康纠正损伤的作用,其作用虽然很神奇,但绝对不是包治百病。甚至对具体一种疾病,其作用也不是全部患者都有效,也不是所有情况都能产生同样作用。

总之,我们对氢气医学的态度要非常清楚,是好东西,但不要过分夸大,要实事求是,有作用就是有作用,没有就是没有,有潜在作用就是可能有作用。客观、真实宣传,这对氢气医学的长期健康发展是非常重要的。

93. 为什么说"氢气健康医学,知难行易!" H₂

最近吴家睿老师在新媒体《知识分子》上发表的文章《健康医学,知难行易|科学的担当》非常好,读来很有收获。

吴老师文章说的**健康医学**,这是和临床医学对应的概念,应该是促进健康或预防医学,明确说不是治疗疾病的临床医学,而是对健康有促进作用的医学,也是非常切合当今健康中国行动的概念。

"知难"的意思是说医学生物学对慢性病的认识还不够全面,如我们对癌症的认识最典型,早期从整体上一筹莫展,后来发现了一些分子和癌症的关系,让科学家认为从分子水平上能弄清楚癌症,到了现在重新回到整体来认识,总之仍然没搞明白。所谓"行易"是指虽然我们对生命本身和疾病规律没有完全弄清楚,但医学不会坐视不管,仍然会有所作为,仍然会采取一定的治疗方法,就是仍然要行动,这个具体行动是容易的。对健康生命和疾病不明白或不完全明白,仍然根据部分了解采取一定积极手段,大概就是"知难行易"的含义。

对临床医学来说是这样,对预防医学来说,更是知难行易。因为受经济规律和商业模式的影响,我们在预防医学的投入远不如临床医学。例如对胆固醇认识就是一塌糊涂,导致 2010 年美国膳食指南有"控制胆固醇摄取"的条目,2015 年就去掉了这一个条目,几乎就是朝令夕改。

一些被大家公认接受的积极使用的健康促进手段,其实并没有从机制上弄明白,只是从大逻辑上或宏观上判断其价值。例如健身运动就是这样的情况。甚至许多人都不认为有必要完全弄明白,大家都一致接受这就是好办法,只需要选择好的运动方法,对运动本身的作用毫不怀疑。饮食习惯也是影响人们身体健康最重要的生活方式,但是对具体的最健康饮食习惯,并没有完全统一的认识和规范,只有存在争议的各种健康饮食建议。

人们对运动和饮食这些健康方法或预防医学工具能广泛接受,关键原因就是这些方法的安全性非常高,运动和饮食是日常生活方式,促进健康的运动和饮食是日常生活方式的优化。人们不会担心这些方法的安全性问题,对这些方法的效果也基本上有共识。对安全性非常高的方法,有可能的效果,就可以被广泛接受。这就是健康医学的特点和现状,也一定是未来长期的状况。

安全性非常高,有一定效果,具有普适性,是健康医学工具的基本特点。氢气就具有这样的明显特点,应该作为一种健康医学工具广泛推广。

作为一种健康促进手段,氢气就是知难行易。首先,我们对氢气医学效应的分子基础并不完全理解,这不妨碍我们使用氢气。因为健康方法的原则是,要有效果但不一定知道具体原因。其次,氢气作为一种健康促进方法,具有简单容易实现的特点,也具有效应广泛,受众普遍的特征。最重要的是,氢气对人的安全性极大,甚至比运动和饮食的安全性都要高。健康医学重点是预防疾病,预防的工具不能有任何潜在危害,否则就和目标相悖,氢气医学的安全性大正好符合安全性的至高要求。

什么是健康饮食讲起来容易,其实很难确定,甚至不可能确定,因为人和人是有差异的。老虎吃肉,牛羊吃草,猪吃杂食,人和人虽然不同于动物那么大差异,东西方人对健康饮食可能有不同要求。运动就更复杂了,只不同年龄就有不同的最佳运动量和运动形式,不同个体也需要有不同的合理运动方法。氢气由于安全系数特别高,使用的尺度大,方法多样,灵活性都超过了这些最广泛认可的健康生活方式。

从行之难易程度看,许多健康医学工具,例如运动和饮食,需要长期坚持才有更好效果,这些方法往往和生物生存逻辑也存在一定冲突,并不是那么容易坚持的。所谓"行易"只是从学术角度看,从现实角度,知难行也难。但是氢气健康工具,例如喝氢水,可以在不改变任何生活习惯的情况下实施,过去曾经说氢气是不改变生活方式的健康促进方法,就是这个意思。

所以从安全和行动容易程度看,**氢气是最佳的健康生活方式。**

94. 健康人要不要喝氢水? H_2

要回答这个问题,我们可以参考 2020 年 7 月 25 日发表在《科学报告》上,题目为《一项随机、双盲、对照试验:富氢水减少炎症反应,防止健康成人外周血细胞凋亡》的论文。

氧化应激是身体代谢或疾病过程产生的自由基活性氧过多,超过身体自身抗氧化能力,导致氧化还原平衡紊乱,产生组织细胞氧化损伤的病理过程。氧化应激损伤是一种常见病理过程,几乎所有疾病都涉及这一过程。因此具有抗氧化、抗炎症的药物或手段,往往具有多效性。例如激素类药物就是典型代表。但是由于激素效应的多样性,过量使用也容易对身体产生毒副作用。因此不能将这种药物用于需要长期用药的慢性病,更不能用于健康人。对健康人来说,只能选择安全性高的抗氧化、抗炎症工具。

由于氧化应激在各种慢性疾病的发病机制中起着中心作用,寻找安全的来自食物中的抗氧化物质一直受到重视。最近氢气作为一种安全的生物抗氧化剂,被国际学术机构和产业界广泛重视与关注。喝氢水、吸氢气逐渐成为一种生活时尚被宣传。氢气所以受到重视,核心因素是这种物质作为有效选择抗氧化物质,对人体的安全性非常高,几乎没有任何明显毒性反应。最近 10 年,大量学术研究报道了氢气对组织缺血再灌注损伤等典型氧化应激疾病具有治疗作用,在代谢综合征、类风湿关节炎、帕金森病、阿尔茨海默病、牛皮癣等皮肤病和运动损伤等方面也有众多人体试验有效的证据。

尽管越来越多的证据证明氢气的有益作用,但很少有研究在健康人群中进行。由于氢气的给予方式也没有形成共识,过去大多数研究都只关注于测量有限的标记物。最新研究通过更多研究指标，分别从血液整体抗氧化能力、外周血单核细胞（PBMC）亚群及其转录组谱的广泛分析，来研究健康成年人摄入富氢水对其影响是否存在，为将来将这种安全的健康用品向更广大的健康人群推荐提供研究依据。

在这项随机、双盲、安慰剂对照研究中，20 名 20~59 岁健康成人连续 4 周每天饮用 1.5 升氢水，对照组 18 人饮用普通水。采集受试者血液，分析血清生物抗氧化电位（BAP）、活性氧衍生物、8-羟基脱氧鸟苷，对比试验前基数和饮用氢水 4 周后的变化。总体研究结果发现，氢水对这些指标并没有影响。但是对年龄超过 30 岁的受试者数据进一步分析发现，氢水组血清生物抗氧化电位显著高于对照组，这说明氢水能提高 30 岁以上健康人身体的总体抗氧化能力。同样发现，氢水组外周血单核细胞凋亡明显减少，这提示氢水能保护 30 岁健康人某些免疫细胞。外周血单个核细胞是外周血中具有单个核的细胞，包括淋巴细胞和单核细胞。请特别注意这里是单个核细胞，而不是单核细胞。如果只是这种细胞数量改变，往往无法了解其临床意义。但是这一研究随后对这种细胞进行细分，采用流式细胞术分析 CD4$^+$、CD8$^+$、CD20$^+$、CD14$^+$、CD11b$^+$ 细胞，结果发现，氢水组的 CD14$^+$ 细胞频率下降。CD14 是一种糖蛋白，即细菌内毒素脂多糖（LPS）受体，是存在于单核巨噬细胞等表面的白细胞分化抗原，1981 年首次从人单核细胞表面发现，后来发现其功能是结合 LPS。其生物学功能主要是识别结合 LPS，介导 LPS 所致的细胞反应，在 LPS 性炎症反应、内毒素休克等病理反应中起重要作用。

这种 CD14$^+$ 细胞减少的意义是什么？研究者继续研究了外周血单个核细胞（包括淋巴细胞和单核细胞）基因表达情况，结果发现，氢水组单个核细胞（包括淋巴细胞和单核细胞）的转录组发生了限制改变，与对照组不同的是，氢水组这种细胞的炎症反应，特别是 NF-κB（核因子 κB）网络信号明显抑制。这说明氢水饮用 4 周可以显著抑制健康人的血液内隐匿的炎症反应，导致氧化应激下降。氢气对健康人的保护作用虽然比较含蓄，但仍然被学者们检测到了。

当然这个研究仍然存在明显不足，只研究了 20 名饮用氢水受试者，这样的研究规模太小。如果增加样本量,例如增加到 100 名以上,可能数据会更好,甚至不会出现总体数据没有统计学差异的问题。当然将来研究应该预先分组,30 岁以下组和 30 岁以上组分别开展研究。由于研究规模小,虽然发现氢气能对健康人产生抗氧化、缓解慢性炎症的作用,但并不能作为临床应用的依据。不过健康年轻人喝氢水还是要认真考虑考虑。

95. 氢气为什么具有多效性?

太田成男教授被誉为氢气医学的奠基人,主要是因为 2007 年他在《自然医学》杂志发表的微量氢气具有选择性抗氧化作用,能产生氧化损伤治疗作用的综述文章。氢气选择性抗氧化的发现引起国际众多学者对氢气生物医学的关注,并迅速成为研究热点。人们相继发现氢气不仅具有抗氧化作用,也能产生抗炎症、抗细胞凋亡、抗过敏、抗动脉硬化等多种多样的生物学效应。由于氢气制备简单,对人无害,这些效应很容易被作为治疗手段进行应用开发。今天氢气作为一种安全有效的抗氧化、抗炎症物质,已经在临床医学和健康医学领域发展得非常好。临床上将氢气吸入作为疾病治疗工具,健康领域将氢水作为促进健康调理慢性病预防疾病的工具,都已经取得了显著的成绩。今天的市场上,吸氢气、喝氢水、洗氢水澡,氢食品、氢气美容等相关产品琳琅满目。对于提出只有 10 多年的一个新概念,今天这种成就可以说是不可思议。这所有成绩的取得,我们都不应该忘记太田成男教授的奠基性发现。太田教授虽然已经从日本医科大学退休,但他并没有停止研究和宣传氢气医学,也随时提出关于氢气医学效应研究的新观点。《自然医学》上的这篇综述就是他最近几年关于氢气效应多样性的一个观点。

研究发现,不可能发挥化学反应的惰性气体如氙气也具有非常强的生物效应,例如常压吸入这种气体就可以产生显著麻醉作用,可以用于手术。俄罗斯学者曾经将这种气体作为促进运动成绩的工具,国际反兴奋剂机构甚至还把这种惰性气体作为兴奋剂看待。既然生物效应不一定必须存在化学反应,那么寻找化学反应靶点的基础思路就不是那么合理了。

根据目前的研究和化学特征,氢气能和特别强的氧化剂发生直接反应,人体内存在的活性最强的氧化剂是羟自由基,这也是选择性抗氧化的理论基础,因为弱氧化作用的自由基活性氧不能和氢气发生化学反应。

根据氢气直接反应的化学分子是羟自由基这个基础,氢气表现出的众多生物学活性本质上应该是羟自由基的效应,或者是后者的多样效应被氢气压制的表现。所以应该关注羟自由基的生物学活性。而羟自由基过去也没有被生物学家认为具有生理效应,只是作为一种病理或危害因素对待。那么羟自由基是不是就是氢气效应的基础。太田成男教授就是这样认为的,这篇文章的核心思想就是对羟自由基的生物效应进行的总结。

例如羟自由基能发生自由基链反应,就是和其他生物分子反应后的产物仍然具有活性,这种次生活性物质能产生非常广泛的效应。例如这类分子可以参与游离钙离子或线粒体 ATP 依赖的钾离子通道的调节,这种分子的生理功能广泛,成为羟自由基广泛效应的基础。氢气则是因为和羟自由基发生了反应,阻断了这种反应的基础过程,所以就表现出羟自由基效应被抑制的广泛作用特征。

在脂类物质自由基反应中,比较典型的产物是 4-羟基-2-壬烯醛,这种物质也具有多项效应,其中有一个比较重要的生理功能就是能调节 PGC-1,这种分子是线粒体再生的调节分子,是运动和低温引起线粒体增殖的重要介质。体内外试验都发现,氢气能直接干预自由基反应,如能抑制自由基链式反应产生的修饰氧化磷脂,而这是钙离子通道功能调节的重要基础。由于游离钙离子也是具有广泛生物学效应的信号,如能影响 NFAT 和 CREB 转录因子失活。

这篇文章还对氢气在新型冠状肺炎、阿尔茨海默病和晚期癌症中的应用进行了探讨。还对一些尚未解决的问题,如内毒素相关信号、MAPK 和 NF-κB 通路和 Nrf2 的悖论等进行了讨论。太田成男教授还提出氢气对蛋白质中水和氢键的影响的新观点。

显然这篇文章比较重要的观点是这样的,氢气之所以效应很多,是因为氢气的作用目标羟自由基有很多生物效应。但是羟自由基是一种活性极强的氧化剂,能与几乎一切有机分子发生自由基反应,这种反应往往具有破坏性,会导致目标分子的伤害。这种伤害本身一定会引起生物系统产生反应,例如 DNA 被破坏就能引起修复反应。但是这种反应因为没有任何的选择性,没有特异性的化学反应很难作为生物效应现象对待。或者我们只能作为一种非特异性伤害因素看待,不需要对非常具体的反应过程进行研究。这种非特异性伤害一定能引起身体启动具有广泛效应的修复反应,但这些修复反应往往表现为更强的应对损伤的能力。氢气阻断了这种反应,逻辑上会减少机体修复效应。所以从这个角度看,氢气效应不应该把羟自由基作为解释的原点。

生物损伤反应往往是多个层次的。例如有一些温和反应,与一些剧烈反应,温和反应能引起比较有效的适应,但剧烈反应往往带来伤害。从分子层面,羟自由基主要表现为伤害,而过氧化氢等活性氧则是温和伤害的代表。身体内剧烈伤害因素被氢气阻断后,能在避免伤害的情况下保留了温和损伤因子,这不仅能减少损伤,同时能激活身体的适应能力。这大概才是氢气神奇效应的本质。

96. 氢气抗氧化和抗炎症哪个更重要?

提起氢气的医学作用,大家往往能说出许多效应,最起码也会说氢气抗氧化、抗炎症作用。那么氢气的这些众多作用中,什么才是最根本的,或者最重要的效应。根据目前的研究证据,笔者认为没有任何效应可以比得过氢气抗氧化作用,或氢气的选择性抗氧化作用。

氢气的抗炎症其实来自抗氧化,至少在最早研究氢气效应,或者最早考虑氢气具有生物学效应的研究都是从抗氧化开始的,因为抗氧化是符合逻辑的。氢气具有还原性,还原就是能还原氧化剂,也就是抗氧化,不过在生物学上抗氧化比还原更有名。无论如何,具有还原作用的氢气具有抗氧化作用,是非常容易让人理解的,也是 1975 年《科学》杂志和 2007 年《自然医学》研究论文背后的最基本逻辑和假说。

但是氢气抗炎症作用的研究多,发表的论文研究内容更多,越来越受到学者们的关注。这到底怎么回事?其实抗氧化和抗炎症往往存在相关性,氧化作用的代表活性氧也属于炎症因子,甚至是炎症反应非常重要的执行分子,例如炎症反应杀灭微生物就需要利用次氯酸和过氧化氢等工具,这些工具正是活性氧。所以氧化和炎症往往相伴发生,而具有抗氧化作用的物质,往往都具有抗炎症作用。氢气也不例外,2007 年研究后迅速就有人发现氢气的抗炎症作用。而氧化应激作为生物现象,其复杂度远远无法和炎症反应相比,所以对氧化的研究不可能和炎症相比,这是由学术研究的喜好决定的,因为学术研究也是讲故事,那么讲复杂故事就显得有高度,尤其在生物医学领域,讲炎症这个故事的高度一定超过氧化这个故事。氢气医学众多研究都转向炎症反应也就不足为奇了。

氢气抗氧化作用的重要性比抗炎症效应要高得多,如果没有氢气抗氧化作用,其抗炎症作用就缺乏了根基,成为无源之水。虽然氢气抗炎症和抗氧化都处于证据层面,但抗氧化可以从生物化学上来认识,抗炎症几乎全部都是生物学层面,都是表象证据。

氢气具有选择性抗氧化,这种效应可以从最基本的化学反应中获得解释,因为氢气是相对稳定的分子,两个氢原子以共价键结合,打开这个共价键需要一定的能量,氧化物要抢夺氢原子的电子实现氧化反应,首先需要打破这个共价键。正因为如此,在氢气浓度低于 4.7% 的空气中,无法点燃氢气,这是因为氢气和氧气偶然反应产生的能量太低,不足以让更多氢气被氧化,无法发生连续的氧化还原反应,这本质上就是氢气共价键带来的安全浓度范围。类似的甲烷中碳氢键和氢气的共价键的键能接近,甲烷燃烧的浓度也是 4% 以上。正是因为氢气有稳定性,所以在溶液中(浓度更低)必须和更强大的氧化剂才可能发生反应,这种结果导致了氢气具有选择性抗氧化作用。所以氢气抗氧化存在化学逻辑和基础,这是氢气抗氧化比抗炎症更具有理论性的原因。

总之,氢气选择性抗氧化是氢气生物学效应的基础,不仅是氢气抗炎症的理论依据,也是更多生物学效应的共同依据。深刻理解了选择性抗氧化,才能更好地理解氢气抗炎症等更多生物学效应,才能算了解氢气医学效应。

97. 氢气真正的应用前景在哪里?

氢气作为一种医疗工具,治疗疾病是其根本研究目标。氢气目前除了极少数用于特定疾病治疗外,并没有真正获得广泛的临床应用认可。在这样的大背景下,我们探讨氢气治疗疾病,只属于理论层面的,并不是临床应用的建议。

氢气治疗疾病可以分为两种情况,一是作为疾病治疗工具,应用于临床,这种情况类似于一种药物治疗某种疾病,一般只限于在医院中医疗护理专业人员直接或监督使用。这种情况针对的疾病类型是那些需要住院治疗的情况,例如中风、心肌梗死、许多慢性病的哮喘发作。对这种疾病,虽然氢气可能具有一定效果,但很难和已经成熟的临床药物竞争,不仅是在效果上,而且是在方便性等方面,氢气治疗在医院内可能都无法占领太大领地。因为今天的临床医疗注重的是对症处理,患者和临床医生共同希望看到的都是立竿见影的效果。氢气也许对少数患者可能存在有效情况,但大多数都需要长时间持续使用,氢气的温和特点不太可能受到临床医学的欢迎。

当然临床上也并不是没有氢气医学的空间,对某些没有任何特定药物的疾病,例如放化疗不良反应、药物肝损伤、慢性病并发症、各种自身免疫疾病;另外就是可以外用的如皮肤、眼科、鼻科、消化道、呼吸道等可以采用局部给氢的疾病类型,会有更多机会。

真正有最大空间和应用前景的是健康管理特别是慢性病,如高血压、糖尿病、动脉硬化等慢性病不同于许多需要住院治疗的疾病,往往需要长期居家治疗,但是许多人对待这些疾病的重视程度不够,缺乏专业和高质量的医疗干预措施，对这些情况，氢气医学往往可以发挥意想不到的效果。当然我们也不要和临床医学争抢，鼓励在采取常规医疗手段的同时配合使用氢气，以让患者能获得足够好的预期效益。最理想的目标是，在临床医疗的评估下实现延缓病情发展，缓解病情的目标，甚至可减少和停止使用药物干预，力争把氢气作为生活方式干预的一种特殊类型。

总之，氢气别和药物抢功，做好配角，一切看效果。

98. 经常听到氧化损伤，怎么没有还原损伤这个概念？

一个蛋白或者核酸等正常生物大分子受到自由基的作用，可能被氧化，也可能被还原，统称为氧化还原损伤，简称氧化损伤。笔者认为这样的说法是不全面甚至是错误的，我们必须区分它是被氧化还是被还原，来确定两类完全不同的变化或者损伤形式。分别称为氧化损伤和还原损伤这个说法更理想。只有这样，才能针对不同类型损伤，采用不同的方法和措施进行治疗和预防，从而避免发生强调抗氧化，忽视抗还原损伤的情况。

生物体系中氧化损伤是占绝对多数的。生物氧化的根本张力主要来自氧气，而还原张力主要来自各种营养物质，例如糖脂肪和蛋白质量。需要注意的是，虽然氧气和营养都来自体外，但构成身体结构的成分和营养物质是同类物质，这非常简单，因为我们的食物也是其他动物或植物生物的组织成分。所以生物氧化还原反应不仅是能量代谢的基础，也可能会误伤生物系统自身，这种误伤理论上是被氧化，而且还原的可能性非常小，因为生物分子自身几乎全部都是还原性底物。所以这样就不难理解，虽然氧化还原反应是同时进行的化学过程，但这种过程参与者中，生物分子主要作为还原物质参与氧化反应，所以一旦发生过度氧化还原反应，就会产生氧化损伤。在极端情况下，生物分子被还原也可以造成损伤。例如在高能射线导致的放射损伤中，水和生物分子可能会在射线作用下释放电子，自由电子具有强化学反应活性，能和许多物质发生还原反应，这对生物分子可造成伤害，这种损伤理论上可以被认为是还原损伤。

自然,如何设法缓解氧化损伤,或者抗氧化就成了基本的逻辑了。氢气作为一种最简单的还原分子,无论是在生命起源过程,还是在微生物能量代谢过程,都是作为电子供体或还原底物参与的物质。但氢气分子并不是生物体系的组成成分,这种外来的还原分子显然不同于作为基本营养物质的生物自身组成成分,虽然部分来自生物代谢如细菌合成,但大部分氢气来自自然界化学反应。所以在地球生态系统,特别是早期生态系统,氢气作为自然界的还原底物参与生命过程,因为这种物质非常简单,不少基本的氧化还原反应都可以产生。例如一种还原元素如铁或硅,和水反应就能释放出氢气。这样的过程给自然界产生足够数量的氢气提供了化学基础。从这个意义上讲,氢气作为最简单的还原分子,是参与了生物进化的最重要物质。氢气作为最原始的生物能量物质,也是最原始的生物抗氧化物质,我们今天拿来作为高等生物人类的有效抗氧化物质,理论上可能,证据上有效,实践上可行。

99. 治疗用氧气和氢气会不会存在冲突? H₂

氧气是人生活必需的物质,吸氧也是常规医疗手段,特别是对于呼吸功能障碍的疾病,如在新型冠状病毒性肺炎重症治疗中,吸氧是非常重要的救治措施。氧气对生命很重要,吸氧气治疗疾病的道理比较简单。其实吸氧疗法在临床上使用的历史并不长,最早发现氧气的科学家虽然提出氧气或许会成为治疗疾病的工具,但由于制备难度太大,代价太高,并没有立刻应用于临床。氧气吸入最早应用于航空飞行中,主要是解决高空低氧的问题。临床广泛应用也只有 100 多年历史,再后来为了提高氧分压,人类又使用了高压氧,其技术也是来自潜水高压舱。氧气的吸入利用了亨利定律,通过提高吸入气体中氧气浓度或分压,促进氧气在肺内的摄取量,辅助肺呼吸功能,纠正血液循环内氧气运输不足导致组织缺氧的问题。

　　氧气的核心生理功能是给细胞提供氧化剂，与来自营养物质提供的电子反应产生水，营养物质被氧化可转成能为细胞利用的能量，并能提供丰富的生物结构材料。因为氧气是电子最终接受体，具有不可替代性，所以人等需氧生物时刻都离不开氧气。

　　氢气吸入或氢气在人身体内又发挥什么作用呢？其实人类不仅离不开氧气，也离不开营养物质，因为只有营养物质提供电子和氧气发生反应，才能给生物细胞提供能量。所以营养提供还原底物，氧气作为氧化底物，两种条件都具备，氧化还原才能实现，生物细胞才能生存。所以生物系统不仅需要氧化，也需要还原。不仅需要呼吸，也需要吃饭。氢气是还原剂，人体系统使用也具有可能性。从根本道理上，这也并不奇怪。

　　对于人肠道内常见的甲烷菌等多种微生物，氢气能作为还原底物为其提供能量，属于营养物质的作用。但氢气是否能作为营养物质供应给人类等多细胞真核生物目前没有证据。但是许多线索表明，氢气参与哺乳动物细胞代谢也存在可能。例如有研究利用氚标记氢气给动物注射，证明氢气在动物体内可以被分解利用。人类等多细胞生物线粒体本身也是从氢气代谢细菌进化来的，线粒体电子传递链中核心功能成员复合物 I 和细菌膜结合氢化酶存在进化同源性，人类基因组也存在氢化酶同源基因序列，人类细胞内也存在氢化酶同源蛋白。这些证据都提示，人类等多细胞生物和氢气的代谢存在千丝万缕的联系。更不要说，人类肠道内大部分细菌都能代谢氢气，肠道内氢气也能进入人体各个系统内。最近氢气生物医学研究表明，氢气对炎症和氧化损伤具有明确对抗作用，对大量人类常见疾病具有治疗和潜在治疗作用。

　　总之，无论从理论上还是从证据上，氢气对人类都是重要物质。由于氢气对生物的安全性和友好性极高，氢气对促进人类健康甚至疾病治疗都有很巨大的应用潜力。所以氢气能治病，氧气也能治病，并不冲突。这好比，天热需要降温消暑，天冷需要穿衣取暖。生物健康，贵在平衡，氧气氢气，氧化还原角度不同，维护细胞功能的总体目标一致。当然氢气和氧气混合存在燃烧风险，而人类吸入氧气是不能停止的，所以在使用氢气的时候，必需特别重视安全操作。

100. 为什么写《氢气医学百问》？

《氢气医学百问》终于写完，虽然不太满意，但也算是完成一个阶段性任务。借这个机会给大家讲讲写这个内容的初衷和缘由。

因为氢气医学虽然有比较快速的发展，但是社会认知度仍然不够高，推广这个概念，从事相关产业都遇到一些困难。笔者投身这个领域，也希望能将所研究和掌握的知识与技能真正得到应用。从开始这个研究早期，笔者就致力于通过各种渠道宣传和科普氢气医学概念及该领域的最新进展。在这期间也经常有不同的读者和粉丝提出一些问题，一般都是临时发挥回答一些。有一些共同的问题也经常写下来发布在网上或公众号。经过多年的积累，笔者一直希望能把这些问题进行汇总，一方面梳理自己的思路，另一方面有利于大家参考学习。

在康志敏等汇康几位同事的努力下，曾经对这些问题进行过整理，但笔者觉得不够整齐和完整，于是就萌发了重新按照原来思路进行撰写的念头。2019 年 10 月开始写"百问"，开始的问题都比较简单，都是关于氢气医学最基础的内容，例如氢气的物理化学性质，氢气效应的基础，氢气医学效应的发现等问题。但是随着后期写的问题越来越多，感到许多涉及产品和治疗效果方面，过去的内容显得过于商业化，不够严谨。经过反复斟酌，重新编写了问题，所以后半部的内容许多都是新提出的问题。写到 90 问附近，感到没有内容可写了，又把过去的一些文章重新回顾，挑选了一些问题作为补充。最后几篇文章，分别针对是否值得使用、是否值得研究和是否值得投资三种不同情况的总结。

在完成《氢气医学百问》的过程中，先后得到许多朋友和读者的帮助，特别是笔者的家人和同事，是笔者能在一年的时间内完成这个心愿的重要支持，当然读者热情转发和点赞，也给了笔者非常大的动力，在这里一起表示感谢。

在这些年宣传氢气医学的过程中，我们团队先后出版了《氢分子生物学》《氢气生物医学》(英文版)、《氢气医学》《氢健康趣谈》等系列书籍。受专业和写作能力的限制，这些书的质量虽然一般，但对于促进这一领域的学术和概念推广，产生了一定的作用。这也是对我们这些年努力的最大褒奖。

氢气医学虽然有了一定成绩和发展，但是仍然存在许多问题需要克服，需要不断有人坚持宣传这个概念，笔者已经将氢气医学作为自己的人生事业看待，会继续关注和学习相关进展，传播这一来自宇宙的大爱，为人人享有氢气健康而努力。

魏巍交大　百年书香
www.jiaodapress.com.cn
bookinfo@sjtu.edu.cn

责任编辑　杨迎春
封面设计　朱　懿

扫描二维码
关注上海交通大学出版社
官方微信

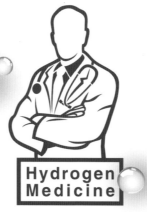

Hydrogen
Medicine

氢气医学百问

ISBN 978-7-313-27358-1

9 787313 273581 >

定价: 59.00元